Waleed S. Mohamed
Khaled M. Mohamed

Potencial aplicação da fitoterapia no tratamento da obesidade

AF570923

Waleed S. Mohamed
Khaled M. Mohamed

Potencial aplicação da fitoterapia no tratamento da obesidade

ScienciaScripts

Imprint

Any brand names and product names mentioned in this book are subject to trademark, brand or patent protection and are trademarks or registered trademarks of their respective holders. The use of brand names, product names, common names, trade names, product descriptions etc. even without a particular marking in this work is in no way to be construed to mean that such names may be regarded as unrestricted in respect of trademark and brand protection legislation and could thus be used by anyone.

Cover image: www.ingimage.com

This book is a translation from the original published under ISBN 978-3-659-87471-0.

Publisher:
Sciencia Scripts
is a trademark of
Dodo Books Indian Ocean Ltd. and OmniScriptum S.R.L publishing group

120 High Road, East Finchley, London, N2 9ED, United Kingdom
Str. Armeneasca 28/1, office 1, Chisinau MD-2012, Republic of Moldova, Europe
Managing Directors: Ieva Konstantinova, Victoria Ursu
info@omniscriptum.com

Printed at: see last page
ISBN: 978-620-8-64553-3

Copyright © Waleed S. Mohamed, Khaled M. Mohamed
Copyright © 2025 Dodo Books Indian Ocean Ltd. and OmniScriptum S.R.L publishing group

Potencial aplicação da fitoterapia no tratamento da obesidade

Waleed Samy [1,2] e Khaled M. Mohamed [3, 4]

[1, 2] **Waleed Samy MD,** Professor, [1] Departamento de Medicina Interna, Faculdade de Medicina, Universidade de Tanta, Tanta, Egito. [2] Departamento de Medicina Interna, Faculdade de Medicina, Universidade de Taif, Taif, KSA.

[3, 4] **Khaled M. Mohamed PhD,** Professor, [3] Departamento de Farmacognosia, Faculdade de Farmácia, Universidade de Taif, Taif, KSA. [4] Departamento de Farmacognosia, Faculdade de Farmácia, Universidade de Assiut, Assiut 71526, Egito.

Autor da correspondência: Waleed Samy, Departamento de Medicina Interna, Faculdade de Medicina de Tanta, Universidade de Tanta, Tanta, Egito. Departamento de Medicina Interna, Faculdade de Medicina, Universidade de Taif, Taif, KSA.

Correio eletrónico: *wsmohamed1@yahoo. com*

Telemóvel: 00966/553420886

Conta de palavras: 14254

Conflito de interesses: Nenhum

Financiamento: Nenhum

Índice

Prefácio

A obesidade é uma epidemia global associada a uma elevada morbilidade e mortalidade. Existem mais de mil milhões de pessoas com excesso de peso (índice de massa corporal ≥25) no mundo; aproximadamente 350 milhões são obesas (índice de massa corporal ≥30,0). A obesidade é geralmente reconhecida como uma causa cada vez mais importante de morbilidade infantil e adolescente em todo o mundo. Estima-se que 2,5 milhões de mortes sejam atribuídas ao excesso de peso/obesidade em todo o mundo.

A obesidade está associada a um risco acrescido de problemas de saúde graves, como doenças cardiovasculares, hipertensão, diabetes mellitus, doenças da vesícula biliar, vários tipos de cancro, distúrbios endócrinos e metabólicos, osteoartrite, gota e doenças pulmonares. Além disso, os problemas psicológicos incluem preconceitos sociais, preconceitos, discriminação e excessos alimentares. Do ponto de vista económico, a obesidade e as suas consequências para a saúde acarretam enormes custos para os cuidados de saúde.

Os factores comportamentais, tais como maus hábitos alimentares, um estilo de vida sedentário e um ambiente social, estão intimamente relacionados com a prevalência da obesidade. A perda de peso em indivíduos obesos está associada a uma menor incidência de problemas de saúde e a um menor risco de morte prematura.

As estratégias terapêuticas incluem medicamentos sintéticos e cirurgia, que podem implicar custos elevados e complicações graves. Por conseguinte, os agentes medicinais à base de plantas oferecem uma abordagem alternativa. A utilização de medicamentos à base de plantas para a perda de peso tem aumentado, com base na fiabilidade, segurança e custo, em comparação com os medicamentos sintéticos ou os procedimentos cirúrgicos.

Entretanto, os medicamentos derivados de plantas têm desempenhado um papel fundamental nos cuidados de saúde. Muitos dos agentes farmacêuticos atualmente prescritos são derivados de compostos naturais encontrados em plantas medicinais tradicionais. Como exemplo específico, a biguanida, extraída da Galega officinalis, é considerada um dos agentes de primeira linha utilizados no tratamento da diabetes de tipo 2.

Este livro apresenta uma breve revisão dos agentes medicinais naturais à base de plantas e do seu potencial anti-obesidade que podem ajudar a desenvolver um produto botânico para tratar a obesidade. Além disso, explica o mecanismo das plantas medicinais na perda de peso segura e eficaz.

Os editores,

Waleed S. Mohamed
Faculdade de Medicina de Tanta, Egito
Faculdade de Medicina de Taif, KSA
Khaled M. Mohamed
Faculdade de Farmácia, Universidade de Taif, KSA
Faculdade de Farmácia, Universidade de Assiut, Egito.

Agradecimentos
Em primeiro lugar, obrigado às nossas famílias pelo apoio, orientação e amor inesgotáveis ao longo de todas as fases da nossa vida. Agradecemos sinceramente aos nossos queridos familiares por terem estado ao nosso lado ao longo da nossa carreira e por terem feito avançar a nossa carreira através da edição deste livro. Dedicamos este livro a todos eles.

Obrigado à Sra. Olga Musteata e a todos os revisores técnicos que trabalharam neste livro pelas suas sugestões e apoio.

Estamos gratos à equipa da LAMBERT Academic Publishing, que nos mostrou o caminho para começar e continuar. A sua orientação e apoio contínuo deram-nos a liberdade de gerir este livro.

Por último, mas não menos importante, gostaríamos de agradecer aos nossos leitores, que nos deram o seu apoio e esperamos que o nosso trabalho os tenha inspirado e guiado. Pensamos que será uma grande mais-valia para todos os investigadores neste domínio!

Os editores,

Waleed S. Mohamed

Faculdade de Medicina de Tanta, Egito

Faculdade de Medicina de Taif, KSA

Khaled M. Mohamed
Faculdade de Farmácia, Universidade de Taif, KSA
Faculdade de Farmácia, Universidade de Assiut, Egito

Introdução

A obesidade é definida como uma doença em que o excesso de gordura corporal se acumula a ponto de afetar negativamente a saúde [1]. O Índice de Massa Corporal (IMC) e o perímetro da cintura são utilizados para avaliar o peso de uma pessoa. De um ponto de vista prático, a obesidade pode ser definida como o estado físico em que o peso corporal em relação à altura está mais de 20% acima do ideal [2]. A OMS recomenda a medição do IMC como critério universal de excesso de peso (>=25) e obesidade (>=30) [3]. A obesidade tornou-se rapidamente um grande desafio para os sistemas de saúde em todo o mundo. De acordo com a Organização Mundial de Saúde, mais de 1,4 mil milhões de pessoas em todo o mundo tinham excesso de peso e outros 500 milhões eram obesos em 2008 [4]. Nos Estados Unidos, cerca de dois terços da população adulta tem excesso de peso e quase um terço é obesa [5].

A síndrome metabólica, uma das principais consequências da obesidade, também está a aumentar [6]. De acordo com o Third National Health and Nutrition Examination Survey (NHANES III), a prevalência da síndrome metabólica nos Estados Unidos é de 23% nas pessoas com 20 anos ou mais e de 40% nas pessoas com 60 anos ou mais [7]. De acordo com o terceiro painel de tratamento de adultos do programa nacional de educação sobre o colesterol, a síndrome metabólica é definida como a presença de pelo menos três dos seguintes critérios, com ou sem diabetes: Obesidade central (circunferência da cintura nos homens 102 cm e nas mulheres 88 cm), hipertrigliceridemia (150 mg/dl), colesterol HDL baixo (homens 40 mg/dl, mulheres 50 mg/dl), glicemia de jejum elevada (110 mg/dl) e hipertensão (130/85 mmHg) [8].

Uma caraterística central da síndrome metabólica é a resistência à insulina, que resulta em hiperglicemia e hiperinsulinemia e, eventualmente, leva ao desenvolvimento de diabetes. A obesidade central é o fator predisponente mais importante para a resistência à insulina [9]. A inflamação crónica é outra caraterística da síndrome metabólica, que, juntamente com a resistência à insulina, resulta em desarranjos metabólicos complexos que contribuem para a patogénese da hipertensão, anomalias das lipoproteínas, aterosclerose, doença arterial coronária e outras disfunções orgânicas [10, 11]. Tanto a obesidade como a síndrome metabólica estão associadas a doenças cardiovasculares, doença renal crónica (DRC) e ESRD [12, 13].

Custo médico da obesidade

O custo médico direto do excesso de peso e da obesidade combinados é de aproximadamente 5,0% a 10% das despesas de saúde dos EUA. Só em 2008, o custo nacional agregado do excesso de peso e da obesidade combinados foi estimado em 147 mil milhões de dólares [14].

Etiologia

Estudos experimentais e clínicos têm implicado uma base multifatorial para a obesidade humana, com contribuições de factores fisiológicos, genéticos, ambientais, psicológicos, hormonais e metabólicos, bem como do comportamento alimentar e da atividade física.

1- Factores fisiológicos:

A obesidade pode ser o resultado de uma lesão nos centros de alimentação do cérebro. A deficiência de uma enzima responsável pela oxidação do α-glicerofosfato resulta num aumento da utilização deste substrato para a síntese de triglicéridos. As prostaglandinas estão envolvidas no desenvolvimento da obesidade através de um efeito na lipogénese. A diminuição da termogénese em pessoas obesas tem sido considerada como uma evidência do desenvolvimento da obesidade.

2- Factores genéticos:

A gordura está presente nas famílias, mas a influência do genótipo na etiologia da obesidade pode ser atenuada ou exacerbada por factores não genéticos. Para além das raras síndromes associadas à obesidade, as influências genéticas parecem operar através de genes de suscetibilidade. Uma criança que tenha um progenitor obeso tem 40% de hipóteses de ser obesa. Se ambos os pais forem obesos, existe uma possibilidade de 80% [15].

3- Factores ambientais:

Um exemplo de influência ambiental na obesidade é a publicidade alargada a produtos alimentares. Os factores ocupacionais, económicos e socioculturais também podem ser considerados no sentido lato do ambiente. A incidência da obesidade é maior entre as pessoas de baixo estatuto socioeconómico do que entre as de estatuto elevado. A disponibilidade atual de alimentos com elevado teor calórico e um estilo de vida sedentário (por exemplo, utilização de automóveis, aumento do tempo passado a ver televisão e a utilizar o computador) foram sugeridos como predispondo os indivíduos a ganhar peso. As pessoas com excesso de peso também são discriminadas no emprego e em situações sociais. À medida que uma pessoa ganha peso, torna-se mais difícil movimentar-se e a inatividade resulta num aumento de peso [16].

4- Factores psicológicos:

A obesidade tem um componente psicogénico em 90% dos casos. Embora o aspeto psicológico do excesso calórico seja geralmente exemplificado pela compulsão alimentar. A depressão mental pode não ser uma ocorrência puramente acidental em pessoas obesas, mas sim uma das principais razões para a obesidade [17].

5- Factores hormonais

Em caso de hiperinsulinemia, a lipogénese é estimulada e a lipólise é inibida, favorecendo um maior aumento do armazenamento de lípidos. As hormonas da tiroide desempenham um papel fundamental na homeostase energética. Devido a este papel proeminente, o hipotiroidismo é invariavelmente incluído no diagnóstico diferencial e a terapia hormonal com T4 é frequentemente considerada em doentes obesos [15].

6- Factores metabólicos

O tecido adiposo branco é o local de armazenamento de gordura no corpo e o excesso de gordura na obesidade apresenta-se em número e tamanho crescentes de adipócitos. Noventa por cento do conteúdo do tecido adiposo é composto por triglicéridos que são constantemente formados (lipogénese) e decompostos em ácidos gordos e glicerol (lipólise). Os agentes que estimulam a formação de monofosfato de adenosina cíclico (AMPc) (agonistas β_1-adrenérgicos, como a epinefrina) aumentam a lipólise estimulando os receptores β_1- nos adipócitos, o que resulta na ativação da lipase dos triglicéridos, que acelera a decomposição dos triglicéridos para formar ácidos gordos livres e glicerol. Por outro lado, os que inibem a produção de AMPc (agonistas β_2-adrenérgicos, como o isoproterenol) promovem a lipogénese [18].

7- Comportamento alimentar

O comportamento alimentar resulta de uma interação complexa de factores internos e externos. A alimentação é geralmente iniciada pela fome e terminada por uma sensação de saciedade. O hipotálamo contém dois centros, que estão intimamente envolvidos no processo de ingestão de alimentos: o centro do apetite, que evoca a fome, e o centro da saciedade. A destruição destes centros leva a uma alteração acentuada do comportamento alimentar. Os factores relacionados com o comportamento alimentar e implicados no desenvolvimento da obesidade incluem a rapidez com que se come, a ingestão de alimentos e o gosto preferencial por alimentos doces ou gordos.

8- Inatividade física

A atividade física representa 20-50% do gasto energético total. A diminuição da atividade física pode desempenhar um papel no desenvolvimento e manutenção da obesidade [15].

Quadro clínico:

O excesso de peso, o abdómen pendular, a falta de ar, o desenvolvimento de tendências asmáticas, a obesidade da região mamária, as perturbações psicológicas e os problemas emocionais são as manifestações mais comuns. O doente obeso pode queixar-se de dores persistentes nas costas e de varizes.

História

Na maior parte dos doentes, a apresentação da obesidade é simples, com o doente a indicar problemas com o peso ou falhas repetidas na obtenção de uma perda de peso sustentada. Noutros casos, porém, o doente pode apresentar complicações e/ou associações de obesidade. Uma história completa deve incluir um inventário dietético e uma análise do nível de atividade do doente. As perguntas de rastreio para excluir a depressão grave ou não tratada são vitais porque a depressão pode ser uma consequência ou uma causa da ingestão alimentar excessiva e da redução da atividade. Uma vez que cerca de 30% dos doentes obesos têm perturbações alimentares, é necessário fazer um rastreio na história clínica. A possibilidade de compulsão alimentar, purga, falta de saciedade, comportamento de procura de alimentos, síndroma de comer à noite e outros hábitos alimentares anormais deve ser identificada porque a gestão destes hábitos é crucial para o sucesso de qualquer programa de controlo de peso. O médico deve investigar se outros membros da família do paciente têm problemas de peso, perguntar sobre as expectativas do paciente e estimar o nível de motivação do paciente. O médico deve também determinar se o doente teve alguma das comorbilidades relacionadas com a obesidade, incluindo as seguintes [19]:

- Respiratórias: Apneia obstrutiva do sono, [20] maior predisposição para infecções respiratórias, aumento da incidência de asma brônquica e síndrome de Pickwick (síndrome de hipoventilação da obesidade)
- Maligno: Associação com cancro do endométrio, da próstata, do cólon, da mama, da vesícula biliar e, possivelmente, do pulmão [21]
- Psicológico: Estigmatização social e depressão
- Cardiovasculares: Doença arterial coronária, [22] hipertensão essencial, hipertrofia ventricular esquerda, cor pulmonale, cardiomiopatia associada à obesidade, aterosclerose acelerada e hipertensão pulmonar da obesidade
- Sistema nervoso central (SNC): Acidente vascular cerebral, hipertensão intracraniana idiopática e meralgia parestésica
- Obstétrica e perinatal: Hipertensão relacionada com a gravidez, macrossomia fetal e distócia pélvica [23]
- Cirúrgico: Aumento do risco cirúrgico e das complicações pós-operatórias, incluindo infeção da ferida, pneumonia pós-operatória, trombose venosa profunda e embolia pulmonar
- Pélvica: incontinência de esforço
- Gastrointestinal (GI): Doença da vesícula biliar (colecistite, colelitíase), esteato-hepatite não alcoólica (NASH), infiltração de fígado gordo e esofagite de refluxo
- Ortopedia: Osteoartrite, coxa vera, epífises femorais maiúsculas deslizantes, doença de Blount e doença de Legg-Calvé-Perthes e lumbago crónico
- Metabólico: Diabetes mellitus tipo 2, pré-diabetes, síndrome metabólica e dislipidemia

- Reprodutivo: Nas mulheres: Anovulação, puberdade precoce, infertilidade, hiperandrogenismo e ovários poliquísticos; nos homens: hipogonadismo hipogonadotrópico
- Cutâneas: Intertrigo (bacteriano e/ou fúngico), acantose nigricans, hirsutismo e aumento do risco de celulite e carbúnculos
- Extremidade: Varizes venosas, edema venoso e/ou linfático dos membros inferiores
- Diversos: Mobilidade reduzida e dificuldade em manter a higiene pessoal

Exame físico

No exame clínico, medir os parâmetros antropométricos e realizar o exame padrão e detalhado exigido na avaliação de doentes com qualquer doença crónica multissistémica, como a obesidade. A circunferência da cintura e da anca são substitutos úteis para estimar a gordura visceral; o acompanhamento em série destas medições ajuda a estimar o risco clínico ao longo do tempo. A circunferência do pescoço é preditiva do risco de apneia do sono, e a sua medição em série no paciente individual é clinicamente útil para a estratificação do risco. [20]

O exame dos sistemas orgânicos deve incluir o seguinte:

- Cutâneas: Procurar erupções cutâneas intertriginosas resultantes da fricção pele com pele; procurar também hirsutismo nas mulheres, acantose nigricans e marcas cutâneas, que são comuns na resistência à insulina secundária à obesidade
- Cardíaco e respiratório: Excluir cardiomegalia e insuficiência respiratória
- Abdominal: Tentar excluir hepatomegalia sensível, que pode sugerir infiltração gordurosa hepática ou NASH, e distinguir as estrias distensas das estrias rosadas e largas que sugerem excesso de cortisol
- Extremidades: procurar deformidades articulares (por exemplo, coxa vara), evidência de osteoartrite e quaisquer ulcerações por pressão. A distribuição de gordura localizada e lipodistrófica também deve ser identificada, devido à sua associação comum com a resistência à insulina.

Complicações associadas à obesidade: [24]

A obesidade é um fator de risco para a maioria das principais causas de morte e está associada a uma diminuição acentuada da esperança de vida. Nem todos os obesos têm todos esses problemas, mas o risco aumenta com o historial familiar de uma dessas doenças. O obeso em forma de "maçã" pode ser mais arriscado do que o obeso em forma de "pera". Os doentes com excesso de peso e obesidade têm maior probabilidade de sofrer de doenças como

1- ***Doenças cardiovasculares:*** As pessoas com excesso de peso têm maior probabilidade de sofrer de hipertensão, doença cardíaca isquémica e doenças vasculares, incluindo aterosclerose. Está provado que a perda de 5%-10% do peso corporal diminui a incidência de doenças cardíacas.

2- ***Acidente vascular cerebral***

3- ***Metabólicas:*** diabetes mellitus (85% das pessoas com mais de 40 anos que desenvolveram diabetes tinham excesso de peso), hiperlipidemia, hipercolesterolemia e gota.

4- ***Doença da vesícula biliar e cálculos biliares***

5- ***Doença hepática gorda não alcoólica***

6- ***Respiratório:*** falta de ar, apneia do sono, síndrome de hipoventilação da obesidade (síndrome de Pickwickian), asma e infeção.

7- ***Perturbações psicossociais:*** Relações distorcidas com os pares, culpa, depressão, distorção da imagem corporal e isolamento.

8- ***Ortopedia:*** Osteoartrite e tensão nas costas.

9- ***Alguns tipos de cancro:*** Os cancros do cólon, da mama (após a menopausa), do endométrio, do rim e do esófago estão associados à obesidade. Alguns estudos referem também ligações entre a obesidade e os cancros da vesícula biliar, dos ovários e do pâncreas.

10- ***Outros:*** varizes, acidente vascular cerebral, complicações pós-operatórias e morte prematura

Rastreio da obesidade

As crianças e os adolescentes devem ser submetidos a um rastreio anual da obesidade. Para os adultos, a frequência específica do rastreio é menos clara. O National Heart Lung and Blood Institute recomenda que o rastreio seja efectuado de dois em dois anos.

O IMC deve ser calculado e registado no registo médico para facilitar a monitorização das alterações ao longo do tempo. O perímetro da cintura ou o rácio cintura/altura também podem ser úteis para interpretar o IMC em pessoas muito musculadas ou que perderam massa muscular.

Exame de diagnóstico

1- **Historial e exame físico:** o desenvolvimento de uma estratégia de perda de peso implica uma avaliação de risco através de um historial completo e de um exame físico específico. A tensão arterial deve ser medida anualmente e registada no processo clínico de todos os doentes com 3 ou mais anos de idade.

2- **Índice de massa corporal (IMC):** O IMC é uma medida antropométrica que estima a gordura corporal através do peso de uma pessoa em quilogramas dividido pelo quadrado da altura em metros. O IMC é um método prático e amplamente aceite de classificação da obesidade e é recomendado como uma estimativa geral da gordura corporal. O IMC pode ser calculado em pacientes com 3 anos ou mais [27].

3-Circunferência da cintura**:** a circunferência da cintura pode ser útil na classificação de indivíduos com rácios atípicos de músculo/gordura. Dados recentes sugerem que a distribuição central da gordura corporal pode ser um bom indicador de riscos para a saúde. A distribuição da gordura na cintura tem sido avaliada medindo as circunferências da cintura e da anca e calculando depois o rácio cintura: anca. Considera-se que um rácio cintura/quadril < 0,8 nas mulheres ou < 0,9 nos homens representa um menor risco para a saúde do que os indivíduos com um rácio cintura/quadril mais elevado. A percentagem de gordura corporal total também pode ser um indicador da ocorrência de obesidade [28].

4- **Estudos laboratoriais e outros.** A definição exacta dos estudos indicados na avaliação e gestão do excesso de peso é algo controversa. Se os estudos de base forem normais, é razoável repeti-los num intervalo de dois anos.

Considerações de diagnóstico

Os estados corporais mesomórficos, como os observados em fisiculturistas e pessoas em ocupações relacionadas (por exemplo, luta livre profissional), podem estar associados a IMCs elevados, mas como resultado do aumento da massa muscular e não do excesso de adiposidade. Além disso, a anasarca pode ser confundida com obesidade se não for cuidadosamente avaliada clinicamente. Outras condições a considerar aquando do exame da obesidade incluem as seguintes:

- Depressão
- Diabetes mellitus tipo 2
- Fígado gordo
- Doença do refluxo gastroesofágico (DRGE)
- Hirsutismo
- Hipotiroidismo
- Insulinoma
- Síndrome de Kallmann e hipogonadismo hipogonadotrópico idiopático
- Lipodistrofia generalizada
- Doença dos ovários poliquísticos (síndrome de Stein-Leventhal)
- Síndrome de Cushing
- Lipodistrofias parciais associadas a lipohipertrofia localizada

Diagnósticos diferenciais

- Acromegalia
- Ascite
- Síndrome de Cushing iatrogénico

Considerações sobre a abordagem

Os estudos laboratoriais padrão na avaliação da obesidade devem incluir o seguinte:

- Painel lipídico em jejum
- Estudos da função hepática

- Testes da função tiroideia
- Glicose em jejum e hemoglobina A1c (HbA1c)
- Outros testes são efectuados conforme indicado pelos achados clínicos. Por exemplo, o teste de cortisol livre urinário de 24 horas só é necessário quando há suspeita clínica de síndrome de Cushing ou de outros estados hipercortisolémicos.

Painel lipídico

No mínimo, testar os níveis de colesterol em jejum, triglicéridos e colesterol de lipoproteínas de alta densidade (HDL-C). Esses níveis podem ser normais, ou pode ser encontrada a dislipidemia típica associada à síndrome cardiometabólica. Esta dislipidemia é caracterizada por uma redução do colesterol HDL e por concentrações elevadas de triglicéridos em jejum; no entanto, o aumento do colesterol de lipoproteínas de baixa densidade (colesterol LDL) e o colesterol total normal ou marginalmente aumentado não são invulgares nos indivíduos obesos.

Testes de função hepática e tiroideia

As provas de função hepática apresentam resultados normais na maioria dos doentes obesos. No entanto, níveis elevados de transaminases podem indicar esteato-hepatite não alcoólica (NASH) ou infiltração de gordura no fígado). Os resultados das provas de função tiroideia também são tipicamente normais, mas vale a pena verificá-los para detetar hipotiroidismo primário (caracterizado por um aumento da tirotropina sérica e níveis normais ou reduzidos de tiroxina e/ou triiodotironina). O rastreio com um nível sérico de tirotropina é normalmente suficiente. É importante referir que o hipotiroidismo em si raramente causa mais do que obesidade ligeira.

Estudos da glicose e da insulina

A obesidade está associada à resistência à insulina e ao aumento dos níveis séricos de insulina em jejum e dos níveis séricos do péptido C. No entanto, os níveis de insulina são normais em muitas pessoas obesas. Todos os doentes com obesidade devem ser submetidos a um rastreio da diabetes. É possível obter informações adicionais usando os testes de glicose e de HbA1c em conjunto se o paciente estiver em jejum. A Associação Americana de Diabetes recomenda atualmente a utilização do teste HbA1c não só para despistar a diabetes, mas também para acompanhar os doentes que já têm o diagnóstico[29]. [Em contrapartida, a American Association of Clinical Endocrinologists recomenda que a HbA1c seja considerada um critério de diagnóstico adicional e opcional[30].

A pré-diabetes é indicada por glicemia de jejum alterada (níveis de glicose no plasma em jejum de 100-125 mg/dL [5,6-6,9 mmol/L]) ou tolerância à glicose alterada (valores do teste oral de tolerância à glicose de 2 horas de 140-199 mg/dL [7,8-11,0 mmol/L]). Os doentes com estes resultados apresentam um risco relativamente elevado de desenvolverem diabetes no futuro. A diabetes tipo 2 é diagnosticada quando a glucose em jejum é igual ou superior a 126 mg/dL ou a HbA1c é igual ou superior a 6,5%[31].

Avaliação do grau de gordura

O cálculo do índice de massa corporal (IMC), a circunferência da cintura e a relação cintura/quadril são as medidas comuns do grau de gordura corporal utilizadas na prática clínica de rotina. Outros procedimentos que são utilizados em poucos centros clínicos incluem os seguintes:

- Medições da espessura da prega cutânea com o auxílio de um calibrador
- Absorciometria radiográfica de dupla energia (DEXA)
- Análise de impedância bioeléctrica
- Ultrassonografia para determinar a espessura da gordura
- Pesagem subaquática
- As técnicas padrão para medir a gordura visceral são a ressonância magnética (MRI) e a tomografia computorizada (CT). As técnicas menos dispendiosas para a medição direta da gordura visceral incluem a ultrassonografia abdominal e a impedância bioeléctrica abdominal.

Prevenção da obesidade

Tendo em conta a eficácia limitada da intervenção terapêutica, parece oportuno considerar medidas preventivas. As tentativas de perder peso devem ter como objetivo não só diminuir a ingestão de energia, mas também aumentar o gasto energético. O controlo do peso deve incluir educação nutricional, um programa de exercício físico regular e alterações comportamentais. Deve ser definido um objetivo aproximado de perda de peso quando o doente e o médico estabelecem o peso corporal ideal. Devem ser estabelecidos objectivos realistas sobre a frequência da perda de peso:

- Uma perda de peso de 1 a 2 quilos por semana é adequada
- Para perder 1 quilo numa semana, uma pessoa deve gastar 3500 calorias através de trabalho físico ou diminuir a ingestão calórica em 3500 calorias durante essa semana.

Tratamento

A bariátrica é o ramo da medicina que se ocupa do tratamento da obesidade. A gestão dos doentes com excesso de peso centra-se principalmente em alterações do estilo de vida, como a dieta, a atividade física, o sono e a redução do stress. Uma combinação de atividade física e de mudanças na dieta tem sido considerada a mais eficaz para a perda de peso. Se estas medidas não forem bem sucedidas ao fim de 6 meses, pode ser necessário recorrer a medicamentos, cirurgia e outros tratamentos.

Considerações sobre a abordagem

O tratamento da obesidade começa com uma gestão abrangente do estilo de vida (ou seja, dieta, atividade física, modificação do comportamento), que deve incluir o seguinte [32]:

- Auto-monitorização da ingestão calórica e da atividade física
- Definição de objectivos
- Controlo de estímulos
- Prémios não alimentares
- Prevenção de recaídas

Tal como acontece com todas as condições médicas crónicas, a gestão eficaz da obesidade deve basear-se numa parceria entre um doente altamente motivado e uma equipa empenhada de profissionais de saúde. Esta equipa pode incluir o médico, um psicólogo ou psiquiatra, fisioterapeutas e terapeutas de exercício, dietistas e outros subespecialistas, dependendo das comorbilidades de cada doente. As provas científicas indicam que os programas multidisciplinares produzem e mantêm de forma fiável uma perda de peso modesta, entre 5% e 10%, a longo prazo[33, 34].

Em janeiro de 2015, a Endocrine Society publicou novas diretrizes sobre o tratamento da obesidade que incluem o seguinte: [35]

- Dieta, exercício e modificação comportamental devem ser incluídos em todas as abordagens de controlo da obesidade para um índice de massa corporal (IMC) de 25 kg/m 2 ou superior. Outros instrumentos, como a farmacoterapia para o IMC de 27 kg/m 2 ou superior com comorbilidade ou IMC superior a 30 kg/m 2 e a cirurgia bariátrica para o IMC de 35 kg/m 2 com comorbilidade ou IMC superior a 40 kg/m 2, devem ser utilizados como adjuvantes da modificação do comportamento para reduzir a ingestão de alimentos e aumentar a atividade física, quando tal for possível.
- Os medicamentos podem aumentar a adesão à mudança de comportamento e melhorar o funcionamento físico, de tal forma que o aumento da atividade física é mais fácil naqueles que não podem fazer exercício inicialmente. Os doentes com um historial de incapacidade de perder e manter o peso com sucesso e que satisfazem as indicações do rótulo são candidatos a medicamentos para perda de peso.
- Para promover a manutenção do peso a longo prazo, sugere-se a utilização de medicação aprovada para perda de peso (em vez de nenhuma terapia farmacológica) para melhorar as comorbilidades e ampliar a adesão às mudanças de comportamento, o que pode melhorar o funcionamento físico e permitir uma maior atividade física em indivíduos com um IMC de 30 kg/m 2 ou superior ou em indivíduos com um IMC de 27 kg/m 2 e pelo menos uma condição médica comórbida associada (por exemplo, hipertensão, dislipidemia, diabetes mellitus tipo 2 e apneia obstrutiva do sono).
- Se a resposta de um doente a uma medicação para perda de peso for considerada eficaz (perda de peso igual ou superior a 5% do peso corporal aos 3 meses) e segura, recomenda-se que a medicação seja continuada. Se for considerada ineficaz (perda de peso inferior a 5% aos 3 meses) ou se existirem problemas de segurança ou tolerabilidade em qualquer altura, recomenda-se que a medicação seja interrompida e que sejam considerados medicamentos alternativos ou o encaminhamento para abordagens de tratamento alternativas.
- Em doentes com diabetes mellitus tipo 2 com excesso de peso ou obesidade, são sugeridos medicamentos antidiabéticos com acções adicionais para promover a perda

de peso (tais como análogos do péptido-1 semelhante ao glucagon [GLP-1] ou inibidores do transportador-2 ligado ao sódio-glicose [SGLT-2]), para além do agente de primeira linha para a diabetes mellitus tipo 2 e obesidade, a metformina.

- Nos doentes obesos com diabetes mellitus tipo 2 que necessitam de insulinoterapia, sugere-se pelo menos um dos seguintes fármacos: metformina, pramlintide ou agonistas GLP-1 para atenuar o aumento de peso associado à insulina. A insulina de primeira linha para esse tipo de paciente deve ser a insulina basal. Esta é preferível à utilização de insulina isolada ou insulina com sulfonilureia.
- Os inibidores da enzima de conversão da angiotensina (ECA), os bloqueadores dos receptores da angiotensina (BRA) e os bloqueadores dos canais de cálcio, em vez dos bloqueadores beta-adrenérgicos, devem ser considerados como terapêutica de primeira linha para a hipertensão em doentes obesos com diabetes mellitus tipo 2.
- Em mulheres com IMC superior a 27 kg/m 2 com comorbilidades ou IMC superior a 30 kg/m 2 que procuram contraceção, os contraceptivos orais são sugeridos em vez de medicamentos injectáveis devido ao aumento de peso com os injectáveis, desde que as mulheres estejam bem informadas sobre os riscos e benefícios (ou seja, os contraceptivos orais não estão contra-indicados).

Programas de perda de peso

As 3 fases principais de qualquer programa de perda de peso bem sucedido são as seguintes:

- Fase de rastreio da pré-inclusão
- Fase de perda de peso
- Fase de manutenção - Pode durar o resto da vida do doente, mas o ideal é que dure pelo menos 1 ano após a conclusão do programa de perda de peso

As evidências apoiam a utilização de programas comerciais de perda de peso. Um ensaio aleatório e controlado de 12 semanas concluiu que os programas de perda de peso disponíveis no mercado são mais bem sucedidos e mais económicos do que os programas baseados na prática de cuidados primários conduzidos por pessoal especialmente formado. [36]

Comorbilidades

O tratamento da obesidade não está completo sem que se preste atenção às potenciais comorbilidades. A abordagem destas questões pode ter efeitos profundos no bem-estar do doente e no risco de morbilidade e mortalidade. De acordo com as diretrizes publicadas pelo American College of Cardiology (ACC), pela American Heart Association (AHA) e pela The Obesity Society (TOS) em 2013, a perda de peso deve ser incentivada num IMC de 25 com apenas uma comorbilidade (em vez de duas, como acontecia nas diretrizes anteriores), e o perímetro da cintura elevado pode ser uma dessas comorbilidades[37].

Morbilidade associada à perda de peso

Embora a obesidade, por si só, esteja associada a um aumento da morbilidade e da mortalidade, a perda de peso maciça e mal monitorizada e/ou o ciclo de peso podem ter consequências igualmente terríveis. Entre as potenciais complicações importantes a ter em conta no contexto da perda de peso encontram-se as seguintes:

- Arritmias cardíacas
- Perturbações dos electrólitos - A hipocalemia é a mais importante
- Hiperuricemia
- Sequelas psicológicas - Incluindo depressão e o desenvolvimento de perturbações alimentares (particularmente perturbações de compulsão alimentar)
- Colelitíase

Rastreio, avaliação e expectativas dos doentes

Antes de inscrever qualquer doente num programa de perda de peso, o médico deve ter uma ideia clara das expectativas desse indivíduo. Um doente com expectativas irrealistas não deve ser inscrito até que estas sejam alteradas para objectivos realistas e atingíveis.

O médico deve orientar o doente que procura reduzir o peso para criar objectivos que se enquadrem na mnemónica SMART: Specific (específico), Measurable (mensurável), Attainable (atingível), Realistic (realista) e Timely (oportuno).

Um objetivo específico tem muito mais hipóteses de ser atingido do que um objetivo geral. Para definir um objetivo específico, o doente deve responder às seguintes 6 perguntas *W*:

- Quem - Quem está envolvido?
- O quê - O que é que eu quero alcançar?
- Onde - Identificar um local
- Quando - Estabelecer um calendário
- O que - Identificar requisitos e restrições
- Porquê - Identificar razões específicas para o objetivo, a sua finalidade ou os seus benefícios

Também é crucial uma avaliação clara do nível de motivação do doente relativamente às mudanças na dieta, exercício e comportamento necessárias para manter a perda de peso. Esta avaliação deve ser concluída antes de o doente ser inscrito num programa de perda de peso. Deve ser obtido um consentimento abrangente, por escrito e informado, que deve incluir pormenores sobre a perda de peso esperada e as alterações necessárias. O julgamento clínico pode apoiar uma abordagem menos rigorosa em algumas situações.

Comorbilidades psiquiátricas

Devido aos potenciais danos da tentativa de perda de peso num candidato inadequado, todos os pacientes a serem inscritos em qualquer programa cirúrgico, médico ou outro programa de perda de peso devem ser rastreados para doenças mentais graves (por exemplo, depressão grave ou não tratada) e para distúrbios alimentares.

Muitos dos problemas psicológicos e psiquiátricos normalmente associados à obesidade não são contra-indicações para a inscrição num programa de perda de peso; por exemplo, a depressão ligeira a moderada melhora normalmente com a perda de peso. No entanto, os médicos e os doentes devem estar cientes destes problemas antes de se inscreverem. Para além disso, o médico deve certificar-se de que esses problemas são relativamente estáveis, quiescentes ou bem geridos antes de o doente iniciar um programa de perda de peso.

Objectivos de perda de peso

Em geral, o peso corporal e a gordura corporal são regulados de forma tenaz. Este facto está subjacente ao desafio da perda de peso e realça a importância de estabelecer objectivos realistas de perda de peso. O reconhecimento deste desafio, e do valor de uma perda de peso modesta, levou a uma mudança de paradigma na gestão médica da obesidade, passando de um objetivo de perda de peso maciça para um objetivo de manutenção do peso mais elevado possível, eliminando ou reduzindo ao mínimo as comorbilidades relacionadas com a obesidade.

Os dados disponíveis sugerem que uma perda de aproximadamente 10% do peso corporal em pessoas obesas (índice de massa corporal [IMC] < 40 kg/m2) está associada a benefícios substanciais para a saúde no que respeita às comorbilidades relacionadas com a obesidade. No entanto, de acordo com as diretrizes divulgadas pelo American College of Cardiology (ACC), a American Heart Association (AHA) e a The Obesity Society (TOS) em 2013, podem ser observadas melhorias clinicamente significativas na saúde mesmo com uma perda de peso na ordem dos 2%-5%[37].

Uma redução do peso corporal de aproximadamente 10% num período de 6 meses é um objetivo inicial razoável para a terapia de perda de peso. Uma perda de peso maior (20% ou mais) pode ser considerada para pessoas com IMC >35 kg/m2 ou para pessoas com uma carga significativa de comorbilidades relacionadas com a obesidade. Por outras palavras, a perda de peso no âmbito de um programa de tratamento médico é de aproximadamente 1-2 lb/semana. No entanto, é cada vez mais evidente que o objetivo de perda de peso para cada doente deve ser individualizado e não pode ser baseado unilateralmente em normas padrão de peso por altura.

Para além do peso do doente, os factores a considerar ao definir objectivos de perda de peso individualizados são o peso de outros membros da família, bem como os antecedentes culturais, étnicos e raciais do doente. Um estudo com cerca de 200 mulheres negras obesas, o Obesity Reduction Black Intervention Trial (ORBIT), encontrou provas de que é possível conseguir uma maior perda de peso com um programa de perda de peso culturalmente adaptado do que com um programa de saúde mais geral. [38]

Manutenção da perda de peso

As evidências do Registo Nacional de Controlo do Peso (NWCR), que acompanha os índices e os indicadores em indivíduos que perderam pelo menos 30 libras e mantiveram essa perda durante pelo menos 1 ano, sugerem que os padrões associados a uma manutenção de peso bem sucedida incluem o seguinte:

- Autocontrolo do peso
- Consumo de uma dieta pobre em gorduras
- Atividade física diária de cerca de 60 minutos
- Tempo mínimo de ecrã sedentário
- Consumo da maioria das refeições em casa

Dados de ensaios aleatórios de dietas com diferentes composições de macronutrientes indicam que a restrição calórica, a auto-monitorização e a frequência de programas são mais importantes do que qualquer composição específica de macronutrientes da dieta. De acordo com um estudo realizado por Blüher et al, os doentes que recuperaram peso após uma perda de peso inicial com uma intervenção dietética a longo prazo continuaram a apresentar melhorias duradouras na proteína C-reactiva de alta sensibilidade, na adiponectina, na fetuina, no colesterol da lipoproteína de alta densidade, na progranulina e na vaspina. Este resultado pode indicar que existem efeitos retardados após a perda de peso inicial e/ou efeitos benéficos contínuos da mudança para uma dieta mais saudável. [39]

A perda de peso induzida por uma dieta pode resultar em níveis elevados de hormonas que aumentam o apetite. Após uma perda de peso bem sucedida, os níveis circulantes destas hormonas não diminuem para os níveis registados antes da perda de peso induzida pela dieta. Assim, são necessárias estratégias a longo prazo para prevenir a recaída da obesidade. [40]

Gasto energético e perda de peso

Atingir um défice calórico continua a ser o componente mais importante para conseguir uma perda de peso sustentada. No entanto, a variação considerável dos gastos energéticos individuais e o cumprimento de planos de défice calórico tornam difícil prever com fiabilidade a quantidade de peso que um indivíduo irá perder. O gasto energético está relacionado com o peso corporal; são necessárias cerca de 22 kcal/kg de energia para a manutenção basal de 1 kg de peso num adulto típico. Por conseguinte, a perda de peso tende a reduzir o gasto energético, atenuando o efeito dos défices calóricos.

Devido ao seu menor dispêndio energético, os indivíduos mais velhos têm maior dificuldade em conseguir uma perda de peso sustentada. A redução estimada do gasto energético é de 100 kcal por década após os 30 anos de idade. Presumivelmente, devido às suas maiores proporções de massa magra, os homens tendem a perder mais peso do que as mulheres quando os défices calóricos são semelhantes[41]. [41] Além disso, alguns investigadores recomendaram a utilização de factores de correção para estimar o gasto energético em doentes obesos[42].

Aconselhamento sobre o estilo de vida

O aconselhamento sobre o estilo de vida inclui educação e apoio à auto-gestão, identificação de mudanças no estilo de vida e definição de objectivos em colaboração entre o prestador e o doente. O prestador de cuidados de saúde trabalha com o doente para identificar a sua maior preocupação relativamente a alterações. Exemplos de comportamentos modificáveis a ter em conta incluem a atividade física e o visionamento de televisão. A gestão da obesidade envolve toda a família. O envolvimento dos membros da família é importante para os adultos e o envolvimento dos pais é fundamental para as crianças.

(1) Programas de atividade física e exercício

O exercício físico é o método mais eficaz para aumentar o gasto calórico. No entanto, não pode ser utilizado isoladamente sem uma redução da dieta. Para perder peso, é necessário fazer exercício durante um mínimo de 20 minutos, três vezes por semana, com uma intensidade que permita gastar 300 calorias por sessão. Uma variedade de exercícios como caminhar, andar de bicicleta, nadar e fazer aeróbica são eficazes e fáceis de implementar [43].

Antes de prescrever um programa de exercício intensivo, os médicos devem fazer um rastreio da adequação cardiovascular e respiratória dos doentes. Quaisquer anomalias clinicamente significativas encontradas requerem uma avaliação completa por médicos especialistas apropriados, e só depois de estas questões terem sido adequadamente geridas e estabilizadas é que o doente deve iniciar um programa de exercício ativo. [Em contraste, os pacientes que iniciam um programa de exercício moderado (por exemplo, caminhada) não necessitam de pré-triagem. O exercício aeróbico isotónico é de grande valor para pessoas obesas. O objetivo mínimo final deve ser atingir 30-60 minutos de exercício aeróbico contínuo 5-7 vezes por semana. O aumento da atividade física e o exercício 300 min/semana estão associados a uma redução significativa do peso e a uma manutenção mais prolongada da perda de peso. [45]

O exercício isométrico anaeróbico, incluindo o treino de resistência, pode ser adicionado com precaução como adjuvante depois de se atingir o objetivo aeróbico descrito acima. O treino de resistência é valioso para minimizar a perda de massa muscular e é particularmente benéfico em doentes com diabetes, uma vez que aumenta a absorção de glucose pelos músculos.

Uma vez que cerca de 27% da perda de peso induzida pela dieta se deve à perda de músculo, é importante juntar o exercício à restrição calórica. Estudos demonstraram que a perda de massa muscular é reduzida para aproximadamente 13% da perda total de peso quando a dieta e o exercício são combinados. [46]

O exercício também aumenta a atividade metabólica e reduz a gordura corporal. Embora a maioria dos doentes possa não conseguir manter um nível suficiente de exercício regular para conseguir perder peso, o exercício moderado e consistente é importante para manter o peso e melhorar a aptidão cardiorrespiratória geral. [47]

As sessões de exercício mais curtas, de cerca de 10 minutos, estão associadas a uma melhor adesão e a uma maior perda de peso do que as sessões de exercício mais longas. Um estudo de Rejeski et al. indicou que os programas comunitários de perda de peso e de atividade física podem ter um impacto positivo na mobilidade dos idosos com excesso de peso ou obesidade e com má saúde cardiovascular. [48]

(2) Dormir

Uma quantidade suficiente de sono tem um impacto favorável na manutenção da massa isenta de gordura durante períodos de diminuição da ingestão de energia. Em contrapartida, um sono insuficiente está associado ao risco de aumento excessivo de peso e obesidade e prejudica a capacidade do organismo de limitar a expansão da massa gorda. Um padrão de sono saudável é, portanto, importante para aproveitar os benefícios da perda de peso de outras intervenções[108].

Sete a 8 horas de sono são o ideal. Uma duração de sono mais curta (< 6 h) ou mais longa (> 9 h) está associada a um aumento do peso corporal total. Os médicos devem aconselhar os doentes e as famílias sobre os requisitos de sono adequados O tratamento da apneia obstrutiva do sono, se presente, também ajuda na redução do peso. [49]

(3) Controlo da dieta

A base de qualquer tratamento da obesidade envolve a diminuição da ingestão de energia (ingestão de alimentos/dieta) e/ou o aumento do gasto de energia, de modo a criar um balanço energético negativo. As doses diárias para pessoas com atividade física moderada variam com a idade e o sexo. Os valores para os homens em clima temperado variam entre 3200-2550 kcal e para as mulheres entre 2300-1800 kcal. As dietas de 800 a 1000 kcal/dia são frequentemente utilizadas em programas de redução de peso. O jejum ou a semi-inanição são por vezes propostos como meio de redução de peso em pessoas obesas. Manter uma dieta bem equilibrada, rica em fibras e pobre em gorduras, e que contenha várias vitaminas, fornecerá os nutrientes de que o corpo necessita para funcionar corretamente. [50]

A educação nutricional é importante para o controlo do peso. Ao longo da última década, a adesão a uma dieta demonstrou ser um indicador muito melhor do sucesso da perda de peso do que o tipo de dieta que o paciente faz Dietas de baixas calorias (<1200 kcal/dia) e dietas de muito baixas calorias (<800 kcal/dia) podem estar associadas a efeitos adversos, como o aumento do nível de ácido úrico, o aumento do risco de formação de cálculos biliares, a perda de massa magra, distúrbios electrolíticos e disfunção hepática ligeira. [51]

(4) Água potável

Dennis et al verificaram que, em adultos de meia-idade e idosos com excesso de peso e obesidade que seguiam uma dieta hipocalórica, beber água antes de cada refeição principal ajudava a perder peso. Em 48 adultos com idades compreendidas entre os 55 e os 75 anos e com um IMC de 25-40 kg/m2, aqueles que consumiram 500 ml de água antes de cada refeição diária registaram uma redução de peso 44% superior em 12 semanas do que os indivíduos que seguiram uma dieta hipocalórica sem consumo de água antes das refeições. [52]

O consumo de água pode ajudar a perder peso em crianças com excesso de peso. Beber 10 ml/kg de água fria pode resultar numa perda de peso adicional de cerca de 1,2 kg/ano. Isto é conseguido principalmente através de um aumento induzido pela água no gasto de energia em repouso. [53]

(5) Alterações comportamentais

A modificação comportamental para a perda de peso aborda os comportamentos aprendidos que contribuem para a ingestão excessiva de alimentos, más escolhas ou hábitos alimentares e hábitos de atividade sedentária. Embora esta abordagem possa produzir melhores resultados, é inerentemente difícil e morosa. [54]

A mudança de comportamento começa com a realização de um inventário detalhado das actividades diárias do doente, a fim de identificar actividades, sinais, circunstâncias e práticas que

favorecem a alimentação fora das refeições e os lanches. Um profissional treinado deve então ter uma discussão profunda com o paciente para desenvolver um plano individualizado para mudar essas práticas. A eficácia desta modalidade depende de um paciente altamente motivado e de um conselheiro dedicado que esteja disposto a manter um acompanhamento a longo prazo. [55]

(6) Assistência psicológica

Para avaliação dos mecanismos psicológicos subjacentes. A psicoterapia, a terapia de grupo e a modificação do comportamento são úteis. A pressão de grupo resultante do elogio à crítica parece ser um impedimento eficaz para muitas pessoas comerem em excesso. A modificação do comportamento que envolve a consideração da alimentação como uma atividade pura e um ritmo mais lento de alimentação pode ser benéfico. [56]

(7) Cirurgia bariátrica

Embora a cirurgia bariátrica seja o único método terapêutico associado a uma perda de peso significativa e rápida, é dispendiosa, altamente específica do procedimento e do cirurgião, e não é certamente a solução para a epidemia de obesidade crescente. Os doentes só devem ser considerados candidatos a estes procedimentos se tiverem um IMC superior a 40 kg/m2 e/ou um peso superior a 45 kg acima do peso ideal definido para a idade e o sexo. Nos indivíduos com IMC de 35-40 kg/m2, deve estar presente pelo menos uma comorbilidade importante para justificar estes procedimentos. [37]

A presença de comorbilidades não é uma contraindicação para procedimentos cirúrgicos bariátricos; no entanto, a condição do doente deve ser estabilizada e tratada adequadamente antes da cirurgia. As contra-indicações absolutas à cirurgia bariátrica incluem gravidez, lactação, abuso ativo de substâncias, doença cardiovascular em fase terminal, perturbações psiquiátricas graves ou não controladas e anorexia nervosa. As contra-indicações relativas incluem condição médica instável, doença renal em fase terminal, transtorno de compulsão alimentar ativo ou bulimia nervosa [51].

Em doentes com obesidade mórbida associada a comorbilidades, a cirurgia bariátrica é a única modalidade terapêutica disponível associada a uma perda de peso clinicamente significativa e relativamente sustentada.

A evidência mostra que uma cirurgia bariátrica bem realizada, em doentes cuidadosamente selecionados e com uma boa equipa multidisciplinar de apoio, melhora substancialmente as morbilidades associadas à obesidade grave. As comorbilidades que têm sido reportadas como melhoradas, atenuadas ou resolvidas através da cirurgia bariátrica incluem as seguintes

- Apneia obstrutiva do sono
- Diabetes mellitus tipo 2
- Hipertensão
- Insuficiência cardíaca
- Edema periférico
- Insuficiência respiratória
- Asma

- Dislipidemia
- Esofagite
- Pseudotumor cerebral
- Risco operatório
- Osteoartrite
- Tromboembolismo
- Incontinência urinária

Outros relatos sugerem uma melhoria da qualidade de vida e da fertilidade após a cirurgia bariátrica. Embora outros resultados sejam difíceis de demonstrar e estejam a aguardar documentação clara, estes procedimentos podem reduzir substancialmente as complicações macrovasculares (por exemplo, enfarte do miocárdio), acidentes vasculares cerebrais, amputações, doenças malignas relacionadas com a obesidade e uma predisposição para infecções, hérnias e varizes. [57]

Embora a maioria dos procedimentos bariátricos tenha sido inicialmente desenvolvida no contexto de laparotomias, atualmente são cada vez mais realizados por via laparoscópica, com uma morbilidade pós-operatória reduzida. A abordagem laparoscópica da cirurgia bariátrica está particularmente bem desenvolvida na Europa. Existem vários procedimentos cirúrgicos para o tratamento da obesidade mórbida, incluindo:

- Bypass gástrico em Y de Roux
- Banda gástrica ajustável
- Cirurgia de manga gástrica
- Gastrectomia vertical em manga
- Gastroplastia horizontal

- Gastroplastia com banda vertical
- Procedimentos de troca duodenal
- Bypass biliopancreático
- Desvio biliopancreático

Os dados disponíveis sobre a eficácia de muitos destes procedimentos são ainda relativamente escassos. No entanto, relatórios e meta-análises de um grande número de pacientes sobre os procedimentos mais comummente realizados (restrição gástrica e bypass gástrico) dão veracidade à eficácia a longo prazo da cirurgia bariátrica. [58] As diretrizes da Associação Americana de Endocrinologistas Clínicos, da Sociedade de Obesidade e da Sociedade Americana de Cirurgia Metabólica e Bariátrica aprovam a gastrectomia em manga como uma alternativa eficaz à banda gástrica, ao bypass gástrico e a outros tipos de cirurgia bariátrica, afirmando que o procedimento avançou para além da fase de investigação. No entanto, as diretrizes não recomendam nenhum procedimento bariátrico como preferível aos outros para pacientes com obesidade grave. [59]

Complicações cirúrgicas

Embora a cirurgia bariátrica resulte numa perda de peso significativamente maior do que o tratamento convencional para adultos obesos, a cirurgia está associada a um maior risco de complicações. A taxa de mortalidade associada aos procedimentos cirúrgicos bariátricos padrão num centro experiente não deve exceder 1,5-2%.

As principais complicações pós-operatórias específicas do procedimento incluem as seguintes:

- Deiscência da ferida
- Estenoses estomacais
- Erosões ou úlceras
- Diarreia pós-procedimento
- Malabsorção
- Deficiência nutricional e vitamínica

- Síndrome de dumping
- Fugas anastomóticas com potencial para mediastinite ou peritonite

Além disso, as operações gástricas específicas podem estar associadas a vómitos persistentes e alcalose metabólica. Estas operações estão também mais frequentemente associadas a falhas na perda de peso e a esplenectomia inadvertida do que outros métodos cirúrgicos. Os procedimentos de má absorção (bypass gástrico) podem levar a uma deficiência de tiamina, ferro, vitamina D e vitamina B_{12}.

Ressecção gástrica

A prevalência de acontecimentos adversos com procedimentos de ressecção gástrica com ou sem bypass é aproximadamente a seguinte[152] :

- Despejo - 70%
- Intolerância aos lacticínios - 50%
- Prisão de ventre - 40%
- Dores de cabeça - 40%
- Depressão - 15%
- Queda de cabelo - 33%
- Deficiência de vitamina B-12 - 25%
- Hérnias incisionais, anemia, diarreia ou dor abdominal - 15%
- Arritmias - 10%
- Deficiências vitamínicas únicas ou múltiplas que não envolvam a vitamina B-12 -10%

Procedimentos de má absorção

Os doentes submetidos a procedimentos de bypass são particularmente propensos a estados de carência de micronutrientes, especialmente de cálcio, vitamina B-12, folato e ferro, bem como a desnutrição proteica.

Foram registados casos raros de hipotensão postural e hipoglicemia grave devido a nesidioblastose. A hipoglicemia com risco de vida geralmente requer pancreatectomia parcial ou total, enquanto a hipotensão postural grave que não pode ser corrigida com fludrocortisona e midodrina requer a reversão da cirurgia.

Entre as principais complicações específicas associadas às operações de má absorção, contam-se as seguintes

- Diarreia não controlada
- Esteatorréia
- Má absorção de vitaminas lipossolúveis
- Deficiência de potássio e/ou magnésio
- Síndrome do laço cego - Inclui enterite, artropatia e cirrose hepática
- Desenvolvimento de cálculos biliares
- Urolitíase
- Encefalopatia metabólica

Taxas de insucesso

Se o insucesso for definido como uma incapacidade de melhorar as comorbilidades ou evitar a sua recorrência, o bypass gástrico parece ter uma taxa de insucesso de aproximadamente 20%. As taxas globais de insucesso dos procedimentos malabsortivos são relativamente baixas, embora a necessidade de reversão da cirurgia devido aos efeitos adversos resultantes pareça ser relativamente elevada.

(8) Medicamentos anti-obesidade

Os medicamentos não são recomendados para crianças ou adolescentes. Para os doentes adultos, os medicamentos normalmente resultam numa perda de peso reduzida, mas podem ajudar a evitar um maior aumento de peso. A medicação pode ser considerada para adultos com IMC > 30 kg/m2 ou com IMC > 27 kg/m2 e complicações médicas significativas, como hipertensão, diabetes ou hiperlipidemia, se as modificações da dieta e da atividade não resultarem numa perda de peso de 5% aos 3 meses e de 10% aos 6 meses.

Existem poucos medicamentos disponíveis para o tratamento da obesidade, e a sua eficácia limita-se à paliação (ou seja, produção e manutenção da perda de peso) e não à cura, com os benefícios a desaparecerem quando os medicamentos são interrompidos. Uma vez que todos os medicamentos têm inerentemente mais riscos do que a dieta e o exercício físico, a terapia farmacológica deve ser utilizada apenas em doentes em que o benefício justifica o risco[60].

Existem poucos medicamentos disponíveis para o tratamento da obesidade. Atualmente, os únicos medicamentos aprovados pela FDA para o tratamento a longo prazo da obesidade são o orlistat (Xenical), a lorcaserina (Belviq) e a combinação de fentermina e topiramato de libertação prolongada (Qsymia). A FDA emitiu um alerta ao consumidor sobre os comprimidos para perda de peso de venda livre que contêm ingredientes farmacêuticos activos não declarados.

Estes produtos, que são promovidos e vendidos em sítios Web e em lojas de retalho, podem ser comercializados como "suplementos dietéticos". Não foram aprovados pela FDA, são ilegais e podem ser potencialmente prejudiciais. [61]

Os medicamentos farmacoterapêuticos podem atuar por diferentes mecanismos, tais como:

I- Drogas noradrenérgicas

Pensa-se que a anfetamina e as drogas relacionadas, como a fenilpropanolamina e a dietilpropiona, actuam aumentando os níveis de norepinefrina e/ou dopamina; isto pode levar à supressão do apetite e à redução da ingestão de alimentos através da estimulação do centro da saciedade no hipotálamo.

Em termos de eficácia, a taxa de perda de peso é normalmente aumentada em cerca de 0,5 libras/semana com estes medicamentos. Os medicamentos noradrenérgicos estimulam a lipólise através da estimulação dos receptores β_1 nos adipócitos, o que acelera a degradação dos triglicéridos para formar ácidos gordos livres e glicerol.

II- Inibidores da lipase gastrointestinal

O seu mecanismo de ação consiste em bloquear a ação da lipase pancreática, reduzindo a hidrólise dos triglicéridos e, consequentemente, a sua absorção. Isto resulta numa absorção reduzida dos ácidos gordos livres e dos monoglicéridos (como o orlistato). Dois grandes ensaios clínicos mostraram uma perda de peso sustentada de 9-10% ao longo de 2 anos. [62] A eficácia do orlistato na perda de peso não depende da absorção sistémica.

O medicamento pode reduzir a absorção de algumas vitaminas lipossolúveis (A, D, E, K) e do beta-caroteno, bem como a absorção de alguns medicamentos. Os efeitos adversos incluem flatulência, fezes gordurosas/oleosas, aumento da defecação e incontinência fecal.

III- Fentermina e Topiramato

Dois medicamentos adicionais para perda de peso receberam recentemente a aprovação da FDA: uma combinação de fentermina e topiramato (disponível como Qsymia) e lorcaserina (a ser comercializada como Belviq), a última das quais ainda não está disponível.

Pensa-se que a lorcaserina diminui o consumo de alimentos e promove a saciedade através da ativação selectiva dos receptores 5-HT2C nos neurónios anorexígenos pró-opiomelanocortina no hipotálamo. A aprovação da lorcaserina baseou-se em 3 ensaios clínicos duplamente cegos, aleatorizados e controlados por placebo que concluíram que a lorcaserina (juntamente com dieta e exercício) é mais eficaz do que a dieta e o exercício isolados para ajudar os doentes a perder 5% ou mais do seu peso corporal após 1 ano e a gerir a perda de peso até 2 anos[63].

A lorcaserina deve ser utilizada com precaução em doentes com insuficiência cardíaca e não foi estudada em doentes com doença cardíaca valvular grave. [Todos os quatro fármacos estão contra-indicados na gravidez e devem ser utilizados com precaução em mulheres em idade fértil [65].

O topiramato, que foi inicialmente autorizado como agente antiepilético adjuvante, tem sido associado a uma profunda perda de peso (uma média de 5-7% do peso inicial). A quantidade de perda de peso parece ser maior com pesos iniciais mais elevados. O mecanismo exato deste efeito está a ser ativamente investigado.

Embora o grau de eficácia seja estimulante, a propensão para efeitos adversos, especialmente efeitos no SNC, como sonolência, parestesias, perda de memória e confusão, é motivo de preocupação.

Qsymia contém uma forma de libertação prolongada de topiramato. Além disso, a dose de topiramato neste produto (46 mg, embora esteja disponível uma forma de dose de 92 mg para determinados doentes) é inferior às utilizadas no tratamento de convulsões (normalmente 200 mg duas vezes por dia). [66]

IV- Drogas serotoninérgicas

A fluoxetina, a fenfluramina e a dexfenfluramina estimulam a libertação de serotonina nas sinapses e inibem a recaptação da serotonina nas terminações nervosas pré-sinápticas. Foi levantada a hipótese de que o aumento da serotonina nas fendas neurais leva à saciedade, resultando numa diminuição da ingestão de alimentos. [67]

V- Piruvato

Os suplementos de piruvato estão a ser promovidos para a perda de peso e de gordura. O ácido pirúvico é um produto metabólico da glucose. Foi observada uma maior perda de gordura em indivíduos obesos quando o piruvato foi substituído por uma porção da ingestão de hidratos de carbono, em comparação com indivíduos que receberam um substituto placebo. [68]

VI- Picolinato de crómio

O picolinato de crómio tem sido promovido como um agente redutor de peso. Melhora a ação da insulina, aumenta a massa corporal magra e reduz a gordura corporal. Vários alimentos, como produtos lácteos, cereais integrais, legumes frescos e queijo são boas fontes de crómio. [69]

VII- Medicamentos para a diabetes

Liraglutide (Saxenda)

O liraglutido é um análogo do péptido-1 semelhante ao glucagon (GLP-I). O GLP-1 é um regulador fisiológico do apetite e da ingestão de calorias, e o recetor do GLP-1 está presente em várias áreas do cérebro envolvidas na regulação do apetite.

O liraglutido está aprovado para o controlo crónico do peso como adjuvante da dieta e do exercício físico em adultos. A dose para a obesidade é diferente da dose de liraglutido (Victoza) que é utilizada para tratar a diabetes. O Saxenda é iniciado com 0,6 mg SC uma vez por dia durante 1 semana, sendo depois aumentado em 0,6 mg/dia em intervalos semanais até se atingir uma dose de 3 mg/dia.

Os resultados de um ensaio clínico que incluiu doentes sem diabetes ou com diabetes mostraram que os doentes tiveram uma perda de peso média de 4,5% e 3,7% em relação à linha de base, respetivamente, em comparação com o tratamento com um placebo ao fim de 1 ano. Dos doentes tratados com liraglutido, 62% das pessoas sem diabetes e 49% das pessoas com diabetes perderam pelo menos 5% do seu peso corporal, em comparação com 34% ou 16% dos doentes tratados com placebo, respetivamente[70].

Metformina

Conduziu a uma diminuição de 1,5 cm na circunferência da cintura; no entanto, a sua utilização para a obesidade não está aprovada pela FDA e é, por isso, considerada uma utilização não indicada. Os medicamentos que foram aprovados para outras indicações e que são utilizados para a obesidade sem indicação e que podem promover uma perda de peso modesta a curto prazo incluem: *buproprion*, *zonisamida* e *topiramato*. Em geral, os medicamentos de venda livre (OTC) não são recomendados para a perda de peso. A exceção é a versão de venda livre do orlistato, que está marcada como Alli [71].

VIII- Antidepressivos

Embora nem todos estejam aprovados pela FDA para este fim, vários SSRIs podem causar anorexia como um dos seus principais efeitos adversos. Alguns destes medicamentos têm sido utilizados como adjuvantes no tratamento médico da obesidade, com sucesso variável.

O bupropiona está licenciado para utilização como antidepressivo e para a cessação tabágica. Está associada a uma perda de peso mínima a moderada em doentes obesos. [72]

Uma combinação de bupropiona e naltrexona (Contrave) foi aprovada em 10 de setembro de 2014 para uso como adjuvante de uma dieta reduzida em calorias e aumento da atividade física para controle de peso a longo prazo em adultos com índice de massa corporal inicial de 30 kg / m ^{2} (obeso) ou ≥27 kg / m ^{2} (excesso de peso).

IX- Efedrina e cafeína

A efedrina e a cafeína são opções de segunda linha no tratamento médico da obesidade. Ambos actuam aumentando o gasto energético, mas estão associados ao potencial de taquicardia, hipertensão e palpitações. Estes medicamentos estão associados a uma maior perda de peso quando utilizados em combinação do que quando utilizados isoladamente.

Provocam 25-40% da perda de peso através da indução da termogénese, mas também diminuem a ingestão de alimentos, o que representa 60-75% do efeito de perda de peso. Atualmente, as provas da eficácia destes dois medicamentos na promoção da perda de peso são inconclusivas. Nenhuma destas substâncias tem indicação aprovada pela FDA para o tratamento da obesidade.

X- Medicamentos utilizados off-label

Vários medicamentos aprovados para outras indicações, mas que também podem promover a perda de peso, têm sido utilizados off-label para a obesidade. Estes incluem vários antidepressivos, tais como os inibidores selectivos da recaptação da serotonina (SSRIs). Os medicamentos utilizados fora da indicação para a obesidade incluem os seguintes:

- Metilfenidato: Não foi aprovado pela FDA para o controlo da obesidade, mas vários relatos anedóticos descreveram-no como tendo um sucesso variável para este fim. [73]
- Zonisamida: Gadde e colegas relataram que o uso aleatório do medicamento antiepilético zonisamida numa coorte de 60 indivíduos obesos foi associado a uma perda de peso de cerca de 6% do peso inicial, com poucos efeitos adversos. [74]
- Octreotido: Lustig e colegas relataram a utilidade potencial do octreótido em melhorando a subclasse distinta de obesidade hipotalâmica. [75]

XI- Outros potenciais agentes anti-obesidade

Os agentes em fase inicial de investigação que podem vir a revelar-se úteis contra a obesidade incluem os seguintes:

- Antagonistas da grelina,

- Análogos da hormona alfa-melanócito-estimulante
- Enterostatina
- Antagonistas do neuropeptídeo YY
- Agonistas beta3-adrenérgicos

XII- Medicamentos que já não são utilizados ou cuja eficácia não foi comprovada

Os antigos medicamentos antiobesidade e as razões do seu abandono são os seguintes:

- Hormona tiroideia: Hipertiroidismo e sequelas
- Dinitrofenol: Cataratas e neuropatia
- Comprimidos Rainbow (uma mistura de digitálicos e diuréticos): Arritmias fatais e distúrbios electrolíticos
- Aminorex: Hipertensão pulmonar

(9) Terapia genética

A leptina é o produto proteico do gene da obesidade (OB). Verificou-se que produz uma perda de peso significativa em ratos obesos que têm mutações no recetor da leptina. No entanto, não foi observada uma mutação do gene da leptina no ser humano. Estão atualmente em curso investigações para estudar outros meios pelos quais a leptina pode afetar a obesidade. [76]

(10) Ervas medicamentosas e/ou produtos naturais

Estão a surgir provas que sustentam que um consumo crescente de ervas é uma estratégia eficaz para o controlo da obesidade e a gestão do peso. A utilização de plantas e produtos vegetais tem potencial para manter sob controlo a prevalência crescente da síndrome metabólica.

Existem poucos medicamentos no mercado para prevenir/gerir a obesidade, mas há que ter em conta os custos, a eficácia e os efeitos secundários. Durante séculos, as pessoas em todos os países têm utilizado produtos naturais como suplementos alimentares à base de plantas para controlo do peso.

Atualmente, é possível encontrar formulações que mantêm as caraterísticas específicas das plantas e que são submetidas a testes microbiológicos e analíticos. Pareceu, portanto, razoável e oportuno avaliar a validade dos produtos fitoterapêuticos no tratamento adjuvante da obesidade. A pesquisa das ervas ayurvédicas/tradicionais disponíveis que são indicadas para a obesidade foi descrita na Tabela 1. [77]

Tabela 1. Lista de algumas ervas indicadas para a obesidade na medicina ayurvédica/tradicional

Nome botânico	Nome sânscrito/oficial	Peça(s) utilizada(s)
Acácia arábica	Babbula	Goma, casca, folha, vagens de fruto
Acácia catechu	Khadira	casca, cerne, flor
Achyranthusaspera	Apamarga	Raiz, semente, folha, inteira
Aconitum heterophyllum	Ativisha	Raiz, rizoma
Acoruscalamus	Vacha	Rizoma
Adathodavasica	Vasa	Folha, raiz, flor
Aloé vera	Kumari	Folha, raiz
Alstoniascholaris	Saptaparna	Casca, látex, flor
Ananascomosus	Ananas	Fruta
Anthocephaluschinensis	Kadamba	Casca, folha, fruto, raiz
Azadirachtaindica	Nimba	Todas as peças
Berberisaristata	Daruharidra	Raiz, caule, fruto
Betulautilis	Burja	Casca, nós
Calatropisgigantea	Arka	Raiz, casca, flor, folha,
		látex, sementes
Calicarpamacrophylla	Priyangu	Flor, folha
Capsicum annuum	Kutavira	Fruta
Cassia tora	Chakramardha	Semente, folha, raiz
Cedrusdeodara	Devadaru	Óleo de cerne
Cinnamomumzeylanicum	Twak	Casca, folha, óleo
Cissampelospareira	Patha	Raiz, caule
Clerodendrumphlomidis	Agnimantha	Raiz, casca, folha
Cocusnucifera	Narikela	Fruto, flor, óleo, raiz
CommiphoraMukul	Guggulu	Goma-resina
Coriandumsativum	Dhanyaka	Planta inteira, folha, fruto
Costusspeciosus	Kebuka	Rizoma
Cuminumcyminium	Jeeraka	Semente
Curcuma longa	Haridra	Rizoma
Desmostachyabipinnata	Kusa	Raiz
Dolichosbiflorus	Kulatta	Semente
Embeliaribes	Vidanga	Fruta
Emblicaofficinalis	Amalaki	Fruta

Euphobianerifolia	Snuhi	Látex, caule, folha, raiz
Ferula nortex	Hingu	Resina óleo-goma
FicusGlomerata	Udumbara	Casca, fruto, látex
Ficuslacor	Plaksha	Casca
Ficusreligiosa	Ashwattha	Casca, fruto, folha
Ficusrumphii	Asmanthaka	Caule, casca, látex, fruto
Garciniaindica	Vrikshamla	Fruto, raiz, casca, óleo
Gymnemasylvestre	Meshashringi	Folha, raiz, semente
Holarrhenaantidysentrica	Kutaja	Semente, casca
Innularacemosa	Pushkaramula	Raiz
Marsdeniatenacissima	Murva	Raiz
Momordicacharantia	Karavellaka	Fruto, planta inteira, folha, raiz
Moringaoleifera	Sigru	Raiz, casca, semente
Ougeniadalbergioides	Tinisa	Madeira de coração
Picrorhizakurroa	Katuka	Raiz
Piper chaba	Chavya	Raiz, fruto
Piper longum	Pippali	Fruto, raiz
Piper nigrum	Maricá	Fruta
Plumbagozeylanica	Chitraka	Raiz, casca
Pongamiapinnata	Karanja	Fruto, semente, óleo, raiz
Pterocarpusmarsupeum	Bijaka	Madeira de coração
Randiadumetorum	Madanaphala	Fruta
Santalum album	Candana	Cerne
Saussurealappa	Kushta	Raiz
Sphaeranthusindicus	Munditaka	Planta inteira
Stereosprmumsauvealens	Patala	Raiz, casca, flor, semente, folha
Symplocosracemosa	Lodhra	Casca
Terminaliaarjuna	Arjuna	Casca, raiz, folha
Terminaliabellerica	Bibhitaka	fruta
Terminaliachebula	Haritaki	fruta
Terminaliatomentosa	Asana	Casca, cerne
Theasinensis	*Chá Oolong*	Folha
Tinosporacordifolia	Guduchi	Caule, raiz
Trachyspermumammi	Yavani	Fruta
Tragiainvolucrata	Yavasa	Planta inteira
Tribulusterrestris	Gokshura	Fruto, raiz, planta inteira
Trigonellafoenumgraceum	Methika	Semente, folha, planta inteira
Valerianajatamansi	Tagara	Raiz
Zingiberofficinale	Shunti	Rizoma
Ziziphusmauritiana	Badara	Raiz, folha, fruto

Obesidade e ervas na medicina popular

Na Índia e na África Ocidental, foi descrita a utilização de certas plantas para o tratamento da obesidade, mas o seu modo de ação não era claro, como a *Saussurealappa, a Curcuma longa, a Berberisaristata,Acoruscalamus, Aconitum heterophyllum,*

PicrorhizakurroaePulmbagozeylanica. [78]

Na América do Norte, tanto os índios como os primeiros colonos utilizavam o tabaco para suprimir o apetite. Além disso, um chá feito a partir do fruto da *uva-ursina* (*Arctosatphylosuva-ursi*) era utilizado pelos índios para controlar o peso. [77]

Também foi relatada a utilização de marijuana (*Cannabis sativa*) e khat (*Catha edulis*) para o tratamento da obesidade [79]. [79] Na medicina popular mexicana, as almofadas de *Opuntiaficus-indica* foram utilizadas para o tratamento da obesidade, diabetes e colesterol elevado [80].

Uma decocção de rizomas *de Zingiberpurpureum* e de folhas de *Guazumaulmifolia* foram tomadas diariamente durante um mês para reduzir a obesidade. *A Lawsoniainermis* e *a Ipomoeadigitata* também *foram* utilizadas para prevenir a obesidade. [81]

Em geral, as ervas utilizadas para reduzir o peso podem ser classificadas da seguinte forma:

1- Produtores a granel.
2- Algas marinhas.
3- Supressores de apetite e agentes termogénicos.
4- Laxantes estimulantes (antraquinonas).
5- Diuréticos.
6- Ervas e produtos naturais que afectam o metabolismo das gorduras.
7- Adoçantes não calóricos.

1- Produtores a granel

Muitas ervas e produtos naturais são importantes no tratamento da obesidade através da atividade de produção de volume que produz uma sensação de plenitude, reduzindo assim o apetite. [2] As substâncias produtoras de volume foram aprovadas para uso dietético pela FDA. Assume-se que o benefício dos produtores de massa no controlo da obesidade estaria relacionado com a redução da ingestão calórica, independentemente da ingestão do produtor de massa.

Os agentes formadores de volume são utilizados como suplementos às fibras alimentares. A fibra alimentar é uma parede celular vegetal que escapa à digestão pelas secreções do trato gastrointestinal. As paredes celulares das plantas são constituídas por quantidades variáveis de polissacáridos fibrilares (principalmente celulose), polissacáridos matriciais (pectina, hemicelulose), lenhinas, cutina, ceras e algumas glicoproteínas.

Estudo após estudo tem reforçado a importância nutricional de uma dieta rica em fibras, enquanto uma dieta pobre em fibras tem sido implicada em tudo, desde doenças cardíacas, diabetes, cancro e obesidade.

Os factos relativos às fibras são os seguintes [82]:

1- As fibras retardam o movimento dos alimentos e dos fluidos ácidos do estômago para os intestinos. Podem ajudar as pessoas com úlceras duodenais, reduzindo a exposição do intestino delgado aos ácidos do estômago.

2- Foi demonstrado que as fibras vegetais dietéticas reduzem o colesterol e os níveis elevados de triglicéridos no sangue.

3- Uma dieta rica em fibras protege contra o cancro, nomeadamente o cancro do cólon e da mama, bem como contra doenças da vesícula biliar, úlceras e outros problemas digestivos.

4- As taxas de obesidade, doenças cardíacas e distúrbios gastrointestinais são consistentemente mais baixas em indivíduos com um elevado consumo de fibras e um menor consumo de gorduras.

5- As fibras são cruciais para uma digestão eficaz com um sistema de trânsito rápido para os intestinos. Quanto maior for o tempo de trânsito, maior será a probabilidade de o cólon ser exposto a toxinas.

6- Os alimentos ricos em fibras são geralmente ricos em vitaminas, minerais e fitonutrientes que são importantes para a saúde em geral.

7- O Instituto Nacional do Cancro recomenda a incorporação de 30 g de fibras na dieta diária.

Os produtores a granel incluem polissacáridos naturais ou celuloses derivadas de cereais, cascas de sementes ou farelo, legumes, frutos e psílio (*Plantagopsyllium*). Incluem também polissacáridos semissintéticos, como a metilcelulose e a carboximetilcelulose, bem como a resina sintética policarbofila. [2]

Existem dois tipos de fibras nos materiais vegetais, as insolúveis e as solúveis. As fibras insolúveis são o coração desse sistema de trânsito rápido e encontram-se no farelo (como o farelo de trigo e de arroz), nos frutos e legumes, nos cereais integrais e no psílio (*Plantagopsyllium*). As fibras solúveis encontram-se no feijão, na aveia (*Avena sativa*), no psílio, no milho, na cevada (*Hordeumsativum*) e nos frutos, sob a forma de mucilagens, pectinas e gomas. As fibras solúveis reduzem os níveis de triglicéridos e de colesterol, aumentando a excreção destas substâncias e impedindo a sua formação no fígado, estabilizam o açúcar no sangue, reduzem as toxinas, produzem ácidos gordos de cadeia curta e ajudam-no a sentir-se saciado durante mais tempo.

As camadas de farelo dos cereais são a fonte mais importante de fibras. O farelo contém mais de 40% de fibras alimentares e é uma fonte conveniente de volume intestinal. Os cereais ricos em farelo contêm 25% de fibras alimentares. Uma porção de pão integral tem cerca de 4 g de fibras e uma chávena de arroz integral tem 4,5 g de fibras.

As frutas e os legumes têm paredes de celulose resistentes que o corpo não consegue decompor, daí as suas elevadas concentrações de fibras insolúveis. As frutas e os legumes são potências nutricionais e são uma forma pouco calórica de obter um elevado teor de fibras; uma maçã média, por exemplo, tem 4 g de fibras. Quanto às técnicas de cozedura, coma frutas e legumes frescos crus ou cozinhe-os ligeiramente a vapor para reter a maioria dos nutrientes.

Os feijões (leguminosas) são ricos em goma guar, uma fibra solúvel que reduz a absorção do colesterol e regula o açúcar no sangue. Uma chávena de feijão preto cozido, por exemplo, tem quase 20 g de fibras e uma chávena de ervilhas contém 17 g de fibras. [83]

As mucilagens encontradas nas sementes e no endosperma das plantas demonstraram diminuir os níveis de glicose e insulina durante os períodos pós-refeição e de jejum em pessoas saudáveis e diabéticas. Quando tomados antes das refeições, também demonstraram diminuir o peso e a fome em pessoas obesas. Também foi relatado que o conteúdo de mucilagem do farelo, como o farelo de aveia , também é um agente eficaz na redução do colesterol. Uma dieta com 5% de farelo de aveia mostrou reduções nos níveis de colesterol total e LDL (lipoproteína de baixa densidade) de 19 e 29%, respetivamente. [84]

Foi realizado um estudo cruzado em 22 pacientes obesos para avaliar o efeito de uma mucilagem hidrofílica associada a uma dieta de 800 calorias, em comparação com a dieta isolada, no peso corporal e nos níveis de lípidos plasmáticos. A administração da mucilagem resultou numa perda de peso superior à obtida com a dieta isolada.

Além disso, a redução dos níveis plasmáticos de colesterol e de triglicéridos foi mais pronunciada nos doentes tratados com mucilagem. Este facto pode ser explicado por uma redução da absorção intestinal dos ácidos biliares, como sugere a redução significativa dos níveis plasmáticos de bilirrubina observada nos pacientes tratados com mucilagem.

A pectina é constituída principalmente por ácidos galacturónicos parcialmente metoxilados, é um tipo de fibras que se encontra em várias frutas e legumes, incluindo maçãs, a camada interna branca da casca dos citrinos, cenouras, beterrabas, bananas, couves, ervilhas secas e quiabos. A pectina actua no sentido de abrandar a digestão dos alimentos. Este é um benefício importante para as pessoas com diabetes. Outra vantagem da pectina é que ajuda a livrar o corpo de metais tóxicos e outras substâncias nocivas.

A pectina contribui para um coração mais saudável através da redução dos níveis de colesterol, reduzindo a fração plasmática de lipoproteínas de baixa densidade. A pectina presente nas fibras alimentares liga-se aos ácidos biliares, reduzindo assim a sua absorção e protegendo-os da degradação bacteriana. O consequente aumento da síntese hepática de ácidos biliares a partir do colesterol pode reduzir as concentrações plasmáticas de colesterol nas lipoproteínas de baixa densidade. [85]

O psílio ou plátano (*Plantago spp.*) é uma boa fonte de fibras solúveis e insolúveis, pode ser indicado no tratamento da obesidade porque absorve água no estômago, criando uma sensação de saciedade e diminuindo o apetite. É também benéfica na diabetes e na redução do nível de colesterol. O efeito de perda de peso do psyllium está relacionado com as fibras esponjosas (mucilagem) das sementes e com substâncias químicas específicas (polifenóis) das folhas. Estudos efectuados em mulheres que utilizaram esta planta demonstraram uma maior sensação de saciedade e uma menor ingestão de gorduras com a administração de 20 g de *P.ovata*, o que equivale a cerca de 14 g de fibras. [78]

Outros exemplos de produtores a granel são *Laminaria spp.* (mucilagem algínica, polissacárido laminarina), *Fucusvesiculosis* (mucilagem algínica e fucina, celulose), ágar-ágar de *Gelidium* e *Petrocladi spp.*(polissacáridos agarose e agaropectina), *Amorphophalluskoniac* (fibras), *Citrus decumana* (pectina), *Citrus aurantium* (pectina) e *Phaseolus vulgaris* (mucilagem). [86, 87]

O precursor do lignano, composto de fibras diversas, é convertido pelas bactérias intestinais em substâncias com propriedades antibacterianas, anticancerígenas, antivirais e antifúngicas. Exemplos destes compostos incluem a linhaça (*Linumusitatisimum*), o óleo de linhaça e as sementes de sésamo (*Sesamumindicum*). [88]

Efeitos secundários dos produtores a granel: [2]

Os produtores a granel têm alguns efeitos secundários com efeitos sistémicos mínimos, como se segue:

8- Podem ocorrer flatulência e reacções alérgicas.

9- As possíveis alterações no metabolismo do Ca^{2+} estão incompletamente definidas, tal como os efeitos na tolerância à glucose. Estes últimos podem estar relacionados com o teor de dextrose de algumas preparações e devem ser considerados no tratamento de doentes diabéticos.

10- A celulose pode ligar-se e reduzir a absorção intestinal de muitos medicamentos, incluindo os glicosídeos cardíacos, os salicilatos e a nitrofurantoína. O psílio pode ligar-se a derivados da cumarina.

11- A carboximetilcelulose sódica e a casca de psílio podem conter quantidades significativas de Na^+ e não devem ser utilizadas quando a retenção sistémica de Na^+ e H_2O possa constituir um problema.

12- Pode ocorrer obstrução intestinal e impactação após a administração de agentes formadores de volume, especialmente em doentes com doença gastrointestinal pré-existente, e os indivíduos com estenose, ulceração ou aderência devem evitar estes agentes.

13- Pode ocorrer obstrução esofágica e intestinal quando estas substâncias são ingeridas secas. Os doentes podem evitar estes problemas bebendo um copo de água ao mesmo tempo.

2- Algas marinhas

O Kelpware ou bladderwrack provém do *Fucusvesiculosus*, uma alga verde acastanhada que contém celulose, mucilagem, manita e iodo. O iodo é o princípio ativo mais importante da *F. vesiculosus*, que afirma aumentar a atividade da tiroide, mas é provável que tenha este efeito apenas em tiróides com um funcionamento deficiente. A atividade normal da tiroide ajuda a manter a taxa metabólica.

Atualmente, já não é utilizado devido aos efeitos adversos na atividade da tiroide quando o tratamento é interrompido. A alga ou sugarwrack provém de algas castanhas chamadas *Laminariadigitata, L. japonica* e *L. saccharina*, também contém iodo. [86]

O quitosano, um polímero de glucosamina produzido a partir das carapaças de caranguejos, camarões e lagostas; supostamente bloqueia a absorção de gordura pelo intestino. O quitosano impediu o aumento de peso em ratos submetidos a uma dieta rica em gorduras [89, 90].

3- Inibidores de apetite e agentes termogénicos

Ephedra (*Ephedra sinica* ou *E. equisetina*), chinesa (Ma Huang); Ephedra *spp.* são frequentemente encontradas em fórmulas para perda de peso. O interesse pelas propriedades anorexígenas resultou da observação, nos anos 70, de que os asmáticos tendiam a perder o apetite e o peso quando tratados com produtos contendo efedrina

[79].

A efedrina contém uma substância semelhante à anfetamina, a efedrina, e é a forma natural da fenilpropanolamina (PPA). Assim, o seu mecanismo é semelhante ao dos fármacos que aumentam a norepinefrina, levando à estimulação do sistema nervoso simpático através dos receptores α- e β-. Devido à sua solubilidade lipídica, a efedrina atravessa a barreira hemato-encefálica e provoca a supressão do apetite. [82]

A maioria dos estudos analisou combinações de efedrina com cafeína e, por vezes, aspirina. A efedrina (com cafeína e aspirina) resulta numa pequena mas significativa perda de peso. Faltam provas da eficácia da éfedra sem cafeína ou da adição de aspirina à éfedra e à cafeína. [91]

A forma como a combinação de efedrina e cafeína induz a perda de peso não é completamente compreendida. Devido às suas propriedades noradrenérgicas, considera-se que a efedrina suprime a ingestão de alimentos através de vias noradrenérgicas no hipotálamo e áreas relacionadas. A efedrina parece também possuir um efeito termogénico (aumento da taxa metabólica basal) e, por conseguinte, aumenta o gasto de energia. A adição de uma metilxantina, como a cafeína, estimula a decomposição das gorduras e parece potenciar os efeitos anorexígenos e termogénicos da efedrina, para além do efeito diurético da cafeína.

O grau de perda de peso atribuído à combinação de efedrina e cafeína é moderado e, quando utilizado como adjuvante da restrição calórica, foi registado uma média de 3,4 kg em 6 meses. Em programas de perda de peso supervisionados por médicos que incluem uma dieta pobre em gordura e exercício regular, o tratamento com uma combinação de efedrina e cafeína pode aumentar a perda de peso em cerca de 5% adicionais. No entanto, a perda de peso pode não ser permanente, especialmente após a interrupção dos medicamentos. [92]

As xantinas, expressas em cafeína, são o princípio ativo da *Camelliathea,* do *Coffee arabica* e da *Paulliniasorbilis[93].* [93] Os africanos ocidentais utilizam a noz de cola (*Cola acuminata, C. nitida*), com a sua elevada quantidade de cafeína, como um depressor do apetite. [78] Os estudos sobre a relação entre a cafeína e o metabolismo basal revelaram um efeito significativo em doses elevadas, que estão associadas a efeitos indesejáveis. Por conseguinte, não lhe pode ser atribuído qualquer efeito para o tratamento da obesidade, para além do efeito placebo.

Foi relatado um efeito significativo em ratos mantidos numa dieta suplementada com 5% de pó *de C. thea*. Se estes resultados fossem arbitrariamente extrapolados para o homem, uma dosagem comparável seria de 25 g de erva. Isto corresponderia a 800 mg de cafeína, o equivalente a 10 chávenas de café expresso por dia. [87] O chá Oolong (intermediário entre o chá verde e o chá preto) é tradicionalmente relatado como tendo efeitos anti-obesidade e hipolipidémicos. Estes efeitos em ratos tratados com dieta rica em gordura podem dever-se, em parte, ao efeito potenciador do teor de cafeína na lipólise induzida pela noradrenalina no tecido adiposo. Os resultados sugerem que o chá oolong pode ser um medicamento bruto eficaz para o tratamento da obesidade e do fígado gordo [93].

Embora o grau de perda de peso atribuível à efedrina e à cafeína tenha sido relatado como sendo semelhante ao induzido pela dexfenfluramina (medicamento serotoninérgico), os efeitos secundários são mais comuns com a combinação efedrina/cafeína. Infelizmente, a combinação de efedrina e cafeína aumenta a tensão arterial sistólica e diastólica. Pode também aumentar o ritmo cardíaco e provocar palpitações, bem como nervosismo, dores de cabeça, insónias e tonturas. Por conseguinte, não é recomendada a sua utilização em pessoas que sofram de problemas cardíacos, hipertensão e diabetes. [2]

Tendo em conta o sensacionalismo criado pela FDA e pelos meios de comunicação social sobre os alegados efeitos secundários, os efeitos benéficos da efedrina, como ajuda à perda de peso, estão a ser injustamente ignorados. Do total de 2.300.000 mortes registadas em 1997 nos EUA, cerca de 955.021 (42%) foram atribuídas pelos Centros de Controlo de Doenças (CDC) a condições que tipicamente emanam da obesidade (doenças cardíacas, hipertensão, AVC e diabetes).

De acordo com as estatísticas do CDC, cerca de 54% dos adultos nos EUA têm excesso de peso, e a mortalidade devida à obesidade é certamente um perigo maior do que as raras incidências de acidentes vasculares cerebrais ou ataques cardíacos atribuídos ao consumo temporário de produtos de efedra. Assim, os produtos de efedra para controlo de peso oferecem claramente uma relação favorável entre benefício e risco, e essa relação é equivalente ou superior a qualquer outra coisa que esteja disponível para o consumidor americano como anorexígeno (supressor do apetite). [94]

Já reparou no aumento da transpiração quando come comida muito quente e picante? A razão é que o pimento vermelho (*malagueta, Capsicum annuum*) e a mostarda (*Brassica nigra, B. juncea, Sinapisalba*), duas ervas que conferem aos alimentos picantes o seu calor, aumentam a taxa metabólica basal, a taxa a que o corpo queima calorias. À medida que a taxa metabólica basal aumenta, as calorias são queimadas mais rapidamente e o peso diminui mais rapidamente.

Num estudo, investigadores do Instituto Politécnico de Oxford, em Inglaterra, mediram as taxas metabólicas de pessoas que seguiam uma dieta padronizada e, depois, adicionaram uma colher de chá de molho de pimenta vermelha e uma colher de chá de mostarda a cada refeição. As ervas quentes aumentaram significativamente a taxa metabólica basal até 25%.

As especiarias quentes também têm outro benefício para a perda de peso. As ervas quentes estimulam a sede, pelo que bebe mais líquidos. Se se abastecer de água em vez de comida, ingere menos calorias, o que pode contribuir para a perda de peso. Foi relatado que a pimenta preta (*Piper nigrum*) é utilizada no tratamento da obesidade e o mecanismo pode ser como o mencionado acima com a pimenta vermelha. [82]

A suplementação dietética de 0,014% de capsaicina, um princípio pungente da pimenta vermelha picante, nas dietas ricas em gordura contendo 30% de banha de porco reduz o peso do tecido adiposo visceral e a concentração sérica de triglicéridos em ratos com o aumento do metabolismo energético. [95] O aumento do metabolismo energético pode dever-se ao aumento da termogénese no tecido adiposo através da estimulação do sistema nervoso simpático. A energia para a termogénese no tecido adiposo serve para manter a temperatura corporal no ambiente frio ou para desperdiçar a energia dos alimentos. \

Os efeitos anti-obesidade da capsaicina são evocados pela estimulação das actividades nervosas sensoriais através da interação com os receptores vanilóides [96]. A evodiamina, um princípio alcaloide importante dos frutos de *Evodia*

(*Evodiarutaecarpa*), apresentou actividades agonistas dos receptores vanilóides comparáveis às da capsaicina. Foi examinada a eficácia da evodiamina e do extrato de frutos de *Evodia* na prevenção da obesidade em ratos machos.

Quando a evodiamina foi suplementada a 0,03% da dieta e administrada a ratos durante 12 dias, o peso da gordura perirrenal tornou-se significativamente mais baixo do que no grupo de controlo.

A massa gorda epididimal também diminuiu no grupo da dieta com evodiamina. Quando a evodiamina foi suplementada a 0,02 % sob a forma de extrato etanólico de frutos de *Evodia* na dieta rica em gordura e administrada a ratos durante 21 dias, o peso corporal, o peso da gordura perirenal, o peso da gordura epididimal, os níveis de ácidos gordos livres no soro, os lípidos totais no fígado, os triglicéridos no fígado e o nível de colesterol no fígado foram significativamente reduzidos em comparação com o grupo da dieta de controlo.

Em conclusão, o novo agonista não-pungente dos receptores vanilóides, a evodiamina, imita os efeitos anti-obesidade caraterísticos induzidos pela capsaicina. A evodiamina induziria a perda de calor e a produção de calor ao mesmo tempo e dissiparia a energia alimentar, evitando a acumulação de gordura perivisceral e o aumento do peso corporal. [97]

A serotonina é a substância química no cérebro responsável pela sensação de saciedade. Se aumentar a serotonina, sentir-se-á saciado mais cedo e comerá menos. Um ingrediente chave da serotonina é o aminoácido triptofano. A serotonina pode ser aumentada através da ingestão de ervas ricas em triptofano ou serotonina, nomeadamente o óleo de prímula (de *Primula vulgaris ou* Oenotherabiennis) e especialmente a noz (*Juglasregia*). É possível que as nozes produzam uma sensação de saciedade. [82]

O medicamento antidepressivo *Hypericumperforatumin aumenta* naturalmente a serotonina inibindo a enzima monoamina oxidase (MAO) que destrói a serotonina e a norepinefrina e mantém a serotonina ativa entre as refeições. [98]

O aumento de peso associado ao abandono do consumo de cigarros está relacionado com a perda de nicotina como depressor do apetite. A nicotina diminui a ingestão de alimentos, aumenta a oxidação das gorduras e o gasto de energia. Nos fumadores, a oxidação das gorduras aumenta com o aumento da ingestão de nicotina, um facto que pode explicar o aumento de peso frequentemente observado após a cessação do tabagismo. [99]

Verificou-se que os ratos a quem foi administrado 0,8 mg/kg de nicotina (como base) i.p. 2 ou 3 vezes por dia durante 5 semanas, os seus pesos corporais médios foram significativamente inferiores aos dos grupos de controlo a quem foi administrada solução salina a 0,9% num regime semelhante. [100]

O amargo *Citrus aurantium*, cujo princípio ativo é a sinefrina (amina adrenérgica) actua sobre os receptores α- e β- activando a termogénese e determinando uma diminuição de peso [87].

A Chickweed (*Stellaria media*) tem uma grande reputação popular como adelgaçante e serve como inibidor de apetite. Também estimula o metabolismo e a queima de gorduras. [82]

4- Laxantes estimulantes (antraquinonas) [101]

Algumas preparações à base de plantas utilizadas no tratamento da obesidade incluem antraquinonas que contêm plantas nos seus ingredientes activos, tais como Senna (*Cassia spp.*), Cascara (*Rhamnus spp.*), Ruibarbo (*Rheum palmatum*) e Aloé (*Aloe vera, A. ferox*).

O efeito laxante das antraquinonas leva a uma rápida excreção dos alimentos e a uma perda de água que pode ajudar a reduzir o peso. As antraquinonas exercem a sua ação na mucosa do cólon. Quanto maior for a concentração destes compostos no cólon, mais vigorosa é a sua ação laxante.

Os glicosídeos de antraquinona, que são transportados para o cólon sem absorção prévia, são mais potentes do que as agliconas, que são parcialmente absorvidas no estômago e no duodeno. A presença da flora intestinal é essencial para a ação laxante dos glicósidos e, eventualmente, também para o efeito das agliconas.

Pensa-se que as antraquinonas actuam perturbando o equilíbrio entre a absorção de água do lúmen intestinal através de um transporte ativo de sódio. Os antronos formados a partir das antraquinonas ou dos seus glicosídeos por redução pela flora intestinal são muito provavelmente os metabolitos activos.

Uma comparação da potência laxante de uma variedade de antranóides em ratos mostrou a seguinte sequência de atividade crescente: aloe-emodinantrona< aloe-emodindiantrona<rhein<<<sennidina<senósido A < concentrado de glicosídeo bruto preparado a partir da vagem de senna (como senósidos A&B).

***Reacções adversas das antraquinonas*:**

O uso excessivo pode levar a alterações patológicas da mucosa do cólon. Danos nos músculos lisos do cólon, que resultam numa diminuição do peristaltismo e possível paralisia da atividade muscular, juntamente com processos inflamatórios. Aumento das perdas de água e de electrólitos e a depleção de potássio do organismo pode atingir 25-50%. A perda de potássio é responsável por sintomas como a nefropatia tubular renal e complicações cardíacas como a arritmia e a bradicardia.

5- Diuréticos [87]

As ervas diuréticas mencionadas no quadro 2 aumentam a produção de urina, pelo que podem ajudar as pessoas a perder vários quilos de "peso de água". Os diuréticos podem ajudar a curto prazo, mas o corpo sente o aumento da perda de água provocada pelos diuréticos e reage com um aumento da sede para repor os líquidos perdidos. Se continuar a ingerir diuréticos, o corpo acaba por se adaptar e retém água apesar deles. Por conseguinte, os diuréticos à base de plantas não podem desempenhar um papel importante no controlo permanente do peso.

Tabela 2. Exemplos de algumas plantas diuréticas

Nome	**Nome científico**	**Componentes activos**
Uva-ursina	*Arctostaphylosuva-ursi*	Taninos e fenólicos
Buchu	*Barosmabetulina*	Flavonóides e óleo volátil
Aipo	*Apiumgraveolens*	Flavonóides e óleo volátil
Cichory	*Cichoriumintybus*	Cumarinas e sesquiterpenos
Dente-de-leão	*Taraxacumofficinale*	Flavonóides e triterpenos
Funcho	*Foeniculumvulgare*	Flavonóides e óleo volátil
Junípero	*Juniperuscommunis*	Óleo volátil
Alcaçuz	*Glycyrrhizaglabra*	Flavonóides e saponinas
Salsa	*Petroselinumcrispum*	Flavonóides e óleo volátil
Urtiga	*Urticadioica, U. urens*	Ácido fórmico e mucilagem

6- Ervas e produtos naturais que afectam o metabolismo das gorduras

Na obesidade, os triglicéridos acumulam-se no tecido adiposo, pelo que os agentes que afectam o metabolismo das gorduras através da estimulação da lipólise podem ser importantes no tratamento da obesidade. Outros que inibem a absorção de lípidos pelo TGI também podem ajudar.

Foi relatado que comer um ananás completamente fresco (AnanascomosusouA. *sativus*) por dia pode diminuir o peso corporal em 100 libras num regime de ananás. Ele contém uma enzima chamada bromelaína, que ajuda a digerir proteínas e gorduras. [82]

Os feijões (*Phaseolus*, várias espécies) contêm lecitina, que aumenta a queima de gordura, diminui o armazenamento de gordura e reduz o nível de colesterol. A acumulação de lípidos em ratos obesos é reduzida pela inclusão de feijão-frade cru (*Phaseolus vulgaris*) na dieta. Uma chávena e meia de lentilhas secas ou feijão-frade por dia, aproximadamente a quantidade contida numa tigela de sopa de feijão, pode reduzir os níveis de colesterol total em 9%. [102]

Verificou-se que o feno-grego (*Trigonellafoenu-graecum*) é rico em fibras calmantes (mucilagem) que reduzem a taxa de esvaziamento gástrico e inibem o transporte de glicose, indicando que o efeito modulador do sangue do feno-grego se deve principalmente ao atraso do esvaziamento gástrico com interferência direta na absorção intestinal de glicose. Tem também uma atividade redutora do colesterol. [82]

O sumo de aipo (*Apiumgraveolens*) reduziu significativamente as concentrações de triglicéridos e os níveis de colesterol total em animais alimentados com uma dieta rica em gordura. [103]

Algumas plantas podem corrigir o mau funcionamento das glândulas e curar a obesidade devido a causas auxiliares. Especificamente, *Holopteleaintegrifolia* e *Irisversicolor* aparentemente possuem a capacidade de aumentar a taxa de catabolismo da gordura. [78]

O ácido hidroxicítrico ou hidroxicitrato, presente na erva *Garciniacambogia* e no *tamarindo de Malabar*, inibe a produção de gordura nos animais e pode também diminuir o apetite. Induz a gluconeogénese e a termogénese. Induz igualmente a lipólise através da inibição da citrato liase, uma enzima envolvida na transformação dos açúcares em depósitos de gordura. O extrato de *Garcinia* inibe a acumulação de gotículas de lípidos sem afetar a conversão adiposa. [104]

O ácido gimnémico, um triterpeno presente na *Gymnemasylvestre*, reduz a absorção intestinal da glicose, diminuindo assim a utilização dos nutrientes.

A erva *Galegaofficinalis* (galega, arruda de cabra, lilás francês) (10% p/p na alimentação) provocou uma redução significativa do peso corporal dos ratos obesos tratados durante 28 dias, associada a uma redução da ingestão de alimentos. O mecanismo da ação redutora de peso da galega não é claro, mas envolve a perda de gordura corporal.

O extrato aquoso de *Paeoniasuffruticosa* pode proteger contra a obesidade através de uma diminuição da ingestão de alimentos e de um aumento do metabolismo da glucose em ratos obesos. [105]

7- Edulcorantes não calóricos

Um substituto da sacarose, a sacarina, não contém calorias e pode permitir uma redução significativa de calorias em certos doentes. É cerca de 400 vezes mais potente do que a sacarose como adoçante, mas produz um sabor amargo e tem o risco de induzir um tumor da bexiga quando administrada em grandes doses. [78]

O aspartame é um dipeptídeo sintético cerca de 180 vezes mais doce do que o açúcar, mas o seu metabolito produziu pólipos uterinos em ratos. O aminoácido fenilalanina também pode ser utilizado como substituto do açúcar, mas os seus níveis sanguíneos superiores a 12 mg por cento durante a gravidez aumentam o risco de anomalias fetais. Os álcoois de açúcar, como o sorbitol (isolado pela primeira vez da *Sorbusaucuparia*) e o manitol, têm sido utilizados como substitutos do açúcar. A ingestão de quantidades suficientes de rebuçados dietéticos contendo sorbitol pode resultar numa catarse osmótica em crianças pequenas.

Glicirrizina, triterpeno não calórico da raiz de alcaçuz com 50-100 vezes mais doce do que a sacarose, utilizado como aromatizante para tabaco, produtos farmacêuticos e alguns produtos de confeitaria; utilizado como agente espumante em algumas bebidas não alcoólicas. Está aprovado para utilização nos EUA como aromatizante e intensificador de sabor.

A Stevia rebaudiana, uma planta originária do Paraguai, contém os edulcorantes naturais Stevioside e Rebaudioside A. As folhas frescas têm um agradável sabor a alcaçuz. O edulcorante Stevioside, extraído das plantas, é 300 vezes mais doce do que o açúcar, com um sabor doce duradouro, estável e solúvel. Atualmente, é comercializado para nutrição humana e possui licenças de utilização do esteviosídeo como edulcorante não calórico em alimentos para consumo humano, refrigerantes, pastilhas elásticas, edulcorantes de mesa, molhos para peixe, xaropes e produtos farmacêuticos. Está aprovado para utilização em 10 países, incluindo o Japão, o Paraguai e o Brasil. Pode ser vendido nos EUA como suplemento dietético, mas não como adoçante ou aditivo alimentar.

O que torna a planta Stevia tão especial é o facto de poder ser utilizada para substituir o açúcar (sacarose) e tem a vantagem adicional de ser um regulador do açúcar no sangue. De facto, as folhas contêm diterpeneglucósidos com um sabor doce, mas que não são metabolizados e não contêm calorias. A maior parte dos glucósidos é constituída pela molécula de esteviosídeo. O esteviosídeo (o adoçante) não contém absolutamente nenhuma caloria. [78]

Para além dos edulcorantes de baixas calorias que aguardam aprovação nos EUA para utilização em alimentos e bebidas, há uma série de outros edulcorantes de baixas calorias em perspetiva. Estes incluem os seguintes: dihidrochalconas (DHC) edulcorantes não calóricos derivados de bioflavonóides de citrinos. Aproximadamente 300 a 2000 vezes mais doces do que a sacarose com um sabor doce retardado e um travo a alcaçuz.

Atualmente, o "Neo-DHC", sintetizado a partir de laranjas de Sevilha, tem o maior potencial para aplicações alimentares. Cerca de 1.500 vezes mais doce que a sacarose. Potencial de utilização em pastilhas elásticas, rebuçados, elixires bucais, pastas de dentes, alguns sumos de fruta e alguns produtos farmacêuticos. Está aprovado para utilização na União Europeia e nos EUA para aromatizar produtos como produtos de pastelaria, bebidas, pastilhas elásticas, produtos lácteos congelados, doces e molhos [105].

A D-Tagatose, um D-açúcar não calórico com apenas um grupo ligado a um átomo de carbono numa posição de imagem em espelho, tem o sabor, o volume e a capacidade de escurecimento do açúcar de mesa. Ocorre naturalmente em alguns alimentos (por exemplo, queijo e cacau) em quantidades demasiado pequenas para serem facilmente concentradas. Pode ser utilizado como adoçante de mesa e em produtos de padaria, doces e confeitaria, gomas de mascar, geleias e compotas, alimentos enlatados e sobremesas especiais, mas ainda não está aprovado. [106]

No quadro 3 são apresentados exemplos de substitutos do açúcar provenientes de fontes naturais [78].

Tabela 2. Exemplos de substitutos do açúcar de fontes naturais:

Química grupo	Nome	Fonte	Doçura relativa ao açúcar
Proteína	Monellin	*Dioscoreophylumcumminsii*	x 3000
	Taumatina	*Thaumatococcusdaniellii*	x 750
Glicoproteína	Miraculina	*Synsepalumdulcificum*	
Monoterpeno	Perilartina	*Perillafrutescens*	x 200
Diterpeno	Ácido diterpénico	Pinusresina	x 1600-2000
Diterpeno	Esteviosídeo	*Stevia rebaudiana*	x 300
glicosídeo			
Triterpeno	Ácido gimnémico	*Gymnemasylvestre*	
Triterpeno	Glicirrizina	*Glycyrrhizaglabra*	x 50-100
glicosídeo			
Flavonóides	Naringina	*Citrus paradisi* (toranja)	x 1000
	Neohesperidina	*Citrus grandis*	
Saponina esteroide	Osladino	*Polypodiumvulgare*	x 300
Cafeoilquina-	Ácido clorogénico,	*Cynarascolymus*	
inc ácido	cinarina		
Pirona	Maltol (3-hidroxil-	*Cichoriumintybus*	
	2-metil-4-pirona		

Dosagem diária de alguns produtos naturais utilizados no tratamento da obesidade:

Moro C. e Basile G. mencionaram a dosagem diária dos princípios activos de algumas plantas medicinais utilizadas no tratamento da obesidade (Quadro 4). Para alguns produtos, essa informação foi obtida por analogia. A eficácia foi avaliada considerando a dose mais elevada sugerida. [87]

Tabela 4. Dosagem de algumas plantas medicinais úteis para o tratamento da obesidade:

Planta medicinal	Princípio ativo	Diário Dose (mg)
Amorphophalluskoniac	Fibras	1800-2004
Ananassativus	Enzima bromelaína	112-234
Betula alba	Flavonóides totais	22-40
Camélia thea	Cafeína	36-87
Citrus aurantium	Sinefrina	32
Fucusvesiculosus	Iodo	0.07-0.80
Garciniacombogia	Ácido hidroxicítrico	208-360
Gelidiumamansii	Agar-Agar	2100
Ginkgo biloba	Biflavonóides	3.2-5.4
	Glicosídeos de flavonas	11-18
Gymnemasylvestre	Ácido Gymnémico	15
Hieraciumpilosella	Derivado hidroxicinâmico	60
Hydrocotyleasiatica	Triterpenos totais	100-124
Ortosiphonstamineus	Potássio, Flavonas	36
Passifioraincarnata	Flavonóides totais	6.5-60
Paulliniasorbilis	Cafeína	44-55
Phaseolus vulgaris	Fitocomplexo total	992-1800
Plantagoovata	Mucilagem	540-1620
Rheum officinale	Concentrado total	600
Taraxacumofficinale	Lactonas sesquiterpénicas	0.9-1.8

Avanços no tratamento da obesidade com medicamentos à base de plantas

Os medicamentos tradicionais à base de plantas têm mais aceitação do que os medicamentos sujeitos a receita médica em muitas culturas com epidemias de obesidade. Os medicamentos à base de plantas são uma via promissora para tratar a obesidade, uma vez que se trata de uma doença. Muitas plantas herbáceas como Withaniasomnifera, Zingiberofficinale, Dioscoreanipponica, Maludomestica, Nelumbonucifera, Cassia nomame têm constituintes que são utilizados para tratar a obesidade[107]. [107] Estudos com Nigella Sativa, Camellia Sinensis, Crocus Sativus L, alga marinha Laminariadigitata, azeite virgem, chá verde enriquecido com catequina, chá Oolong, fibra de Psyllium e chá preto chinês mostram reduções significativas do peso corporal.

Apenas as algas castanhas à base de alginato e a Laminariadigitata causaram inchaço anabdominal e infeção do trato respiratório superior como efeito secundário no grupo experimental. Em conclusão, a Nigella Sativa, a Camellia Sinensis, o chá verde e o chá preto chinês parecem ter efeitos antiobesidade satisfatórios. Além disso, existem alguns relatórios sobre efeitos anti-stress oxidativo de algumas destas plantas, que podem ser importantes na gestão de outras doenças que acompanham a obesidade, como as doenças cardiovasculares e a diabetes.

O tamanho do efeito destas plantas medicinais é um ponto crítico que deve ser considerado para a interpretação. Embora não tenha sido relatado nenhum efeito secundário nestes ensaios, acreditamos que a segurança destas plantas ainda tem de ser elucidada através de mais estudos a longo prazo. 108] Além disso, foram relatados exemplos de várias ervas usadas na obesidade, como Commiphoramukul, Pterocarpusmarsupium, Fucusvesiculosis, Gymnemasylvestre eSalaciareticulate[109]. [109] Na Índia, a maioria das pessoas está a enfrentar o problema da obesidade. O alho, o guggul, o orgulho da Índia, a noz-moscada, a pimenta preta e o tamarindo são os medicamentos à base de plantas mais utilizados na Índia para o tratamento da obesidade devido à diminuição efectiva da colesterogénese. A couve é um excelente remédio caseiro para a obesidade devido à presença de um valioso ácido tartárico químico presente neste vegetal que inibe a conversão de açúcar e outros hidratos de carbono em gordura. A piperina é o princípio ativo encontrado na pimenta preta que reduz os níveis de colesterol total no plasma, lipoproteínas de baixa densidade (LDL) e lipoproteínas de muito baixa densidade (VLDL). [110]

Além disso, o Camboja hoodia, o chá verde, o Citrus aurantium, o feijão branco, o feno-grego, a cafeína, a efedrina, a capsaicina, a ioimbina, o quitosano, os fitostreóis e a goma de guar foram estudados em ensaios clínicos e os seus efeitos foram confirmados. Parece necessário efetuar mais estudos para determinar a eficácia e a segurança das plantas medicinais e dos extractos de ervas, bem como dos ingredientes farmaceuticamente activos que podem ter a propriedade de perda de peso. [111]

Sugestões e recomendações

1- Seja ativo. Faça uma caminhada rápida durante 30 minutos por dia, especialmente antes do pequeno-almoço, para queimar gordura. O exercício é a melhor forma de eliminar o excesso de gordura corporal e de manter um bom tónus muscular.

2- Consulte o seu médico, pois a tiroide pouco ativa pode causar problemas de obesidade. A correção de um problema pode ajudar a corrigir o outro.

3- Alterne os alimentos e coma uma variedade de alimentos. Beba 6-8 copos de líquidos todos os dias. Os líquidos não engordam, exceto se estiverem carregados de açúcar.

4- Reduzir o consumo de sal, que provoca sede e retenção de água.

5- Certifique-se de que os intestinos estão regulares. Utilize fibras extra na sua dieta todos os dias. Coloque menos comida no seu prato. Mastigue lentamente. Não coma muito e não mastigue pastilhas elásticas. As pastilhas elásticas fazem fluir os sucos digestivos gástricos e fazem-no sentir fome mais cedo, para além de sobrecarregarem o seu sistema digestivo.

6- Nunca consumir gordura animal: manteiga, natas, gelados, leite gordo, molhos ricos, maionese e alimentos fritos.

7- Não elimine as fontes de gorduras boas, que contêm ácidos gordos insaturados, como o abacate, o azeite e os frutos secos. Utilize estes alimentos com moderação, não mais do que duas vezes por semana.

8- Evite o uso de produtos de farinha branca, sal, arroz branco ou alimentos processados. Evite restaurantes de comida rápida. Não consumir doces como refrigerantes, pastelaria, bolos, donuts e rebuçados. Elimine todas as formas de açúcar da sua dieta. Em vez disso, coma hidratos de carbono complexos que também ofereçam proteínas: lentilhas, batatas cozidas simples, sementes de sésamo, feijão, arroz integral e cereais integrais.

9- Coma fruta fresca e vegetais crus (boas fontes de fibra). Pelo menos uma refeição por dia deve ser composta apenas por frutas e legumes.

10- Cozer, grelhar, cozer a vapor ou ferver os alimentos em vez de os fritar, etc.

11- Fazer do almoço a principal refeição do dia, o mais tardar às 15 horas, para dar tempo ao corpo de queimar algumas calorias antes de se deitar.

Conclusão

O controlo do peso é um processo que dura toda a vida e a redução permanente do peso é difícil de conseguir. A causa final da obesidade é um desequilíbrio entre a ingestão calórica e o gasto energético resultante de interações complexas entre muitos factores genéticos e ambientais. A obesidade é uma doença crónica que afecta milhões de pessoas em todo o mundo e contribui para uma morbilidade e mortalidade substanciais. Um programa de controlo de peso bem sucedido deve equilibrar a ingestão calórica com o gasto de energia.

A dieta e o exercício físico têm sido os pilares do controlo de peso. O controlo bem sucedido do peso requer mudanças permanentes no estilo de vida que incluem a adoção de uma dieta saudável com baixo teor de gordura e 30 minutos de atividade física moderada por dia. Os medicamentos parecem ser uma receita atractiva para muitos. No entanto, enquanto não existirem informações sobre a segurança e a eficácia a longo prazo, os medicamentos não podem ser recomendados para utilização de rotina.

As ervas podem desempenhar muitos papéis seguros e eficazes na obesidade, especialmente as que contêm fibras. Além disso, as ervas são um bom suplemento para o homem com vitaminas e minerais. Em geral, as ervas com ação potencial no tratamento da obesidade actuam como um purificador geral do corpo, regulam o metabolismo, dissolvem a gordura no corpo, ajudam a eliminar o desejo de comer, estimulam as secreções glandulares, reduzem a retenção de água, aumentam a energia e ajudam na obstipação. No entanto, a sua utilização deve ser associada à prática regular de exercício físico, bem como a modificações dietéticas e comportamentais. O facto de o produto ser proveniente de uma fonte natural não significa necessariamente que seja seguro, pois faltam dados relativos à segurança e eficácia.

Referências

1. Organização Mundial de Saúde Obesidade - prevenir e gerir a epidemia global. Relatório de uma consulta da OMS sobre Obesidade. OMS, Genebra, (1998).

2. Goodman e Gilman, "The pharmacological basis of therapeutics", 8th ed., McGraw-Hill Inc., Health Professions Division, York, (1992). Health Professions Division, Nova Iorque, (1992).

3. Finucane M, Stevens G, Cowan M, Danaei G, Lin J, Paciorek C, Singh G, Gutierrez H, Lu Y e Bahalim A. "National, regional, and global trends in bodymass index since 1980, systematic analysis of health examination surveys and epidemiological studies with 960 country-years and 9.1 million participants". Lancet 2011; 377: 557-67.

4. Obesidade e excesso de peso. Fact Sheet N°311 [página Web na Internet]. Genebra: Organização Mundial de Saúde. [atualizado em março de 2013; citado em 24 de outubro de 2013].

5. Tendências da obesidade e do excesso de peso nos EUA, 2011. Factos sobre a obesidade nos adultos [página web na Internet]. Atlanta: Centro de Controlo e Prevenção de Doenças. [atualizado em agosto de 2013; citado em 24 de outubro de 2013].

6. Ford ES, Giles WH e Mokdad AH. "Increasing prevalence of the metabolic syndrome among US adults". Diabetes Care 2004; 27: 2444-9.

7. Ford ES, Giles WH e Dietz WH. "Prevalência da síndrome metabólica entre adultos norte-americanos: Findings from the third national health and nutrition examination survey". JAMA; 287:356-359, 2002.

8. National Cholesterol Education Program (NCEP) Expert Panel on Detection, Evaluation, and Treatment of High Blood Cholesterol in Adults (Adult Treatment Panel III):Terceiro relatório do painel de peritos do National Cholesterol Education Program (NCEP) sobre deteção, avaliação e tratamento do colesterol elevado no sangue em adultos (painel de tratamento de adultos III) relatório final. Circulation 2002; 106: 3143-421.

9. Shulman GI. "Mecanismos celulares de resistência à insulina". J Clin Invest 2000; 106: 171-6.

10. Bagby SP. "Síndrome metabólica iniciada pela obesidade e o rim: Uma receita para a doença renal crónica". J Am SocNephrol 2004; 15: 2775-91.

11. Wisse B. "A síndrome inflamatória: O papel das citocinas do tecido adiposo em distúrbios metabólicos ligados à obesidade". J Am SocNephrol 2004; 15: 2792-2800.

12. Calle EE, Thun MJ, Petrelli JM e Rodriguez C. "Heath CW Jr: Body-mass index and mortality in a prospective cohort of US adults". N Engl J Med 1999; 341: 1097-105.

13. Galassi A, Reynolds K e He J. "Metabolic syndrome and risk of cardiovascular disease: A meta-analysis". Am J Med 2006; 119:812-9.

14. Berrington de, Gonzalex A, Hartge P e Cerhan JR. "Índice de massa corporal e mortalidade entre 1,46 milhões de adultos brancos". NEJM 2010; 363:2211-9.

15. Smith S e Ravussin E. "Genetic and physiological factors in obesity" (Factores genéticos e fisiológicos da obesidade). J La State Med Soc 2005; 157(1):12-8.

16. Billie G, Sally M, Johanna P, Terro P e Robert J. "Environmental and lifestyle factors associated with overweight and obesity in Perth, Australia" (Factores ambientais e de estilo de vida associados ao excesso de peso e à obesidade em Perth, Austrália). *American* Journal of Health Promotion 2003; 18 (1): 93-102.

17. Collins J e Bentz J. "Behavioral and psychological factors in obesity" (Factores comportamentais e psicológicos na obesidade). The Journal of Lancaster General Hospital 2009; 4(4), 124-7.

18. Goran M. e Weinsier R. "Role of environmental vs. metabolic factors in the etiology of obesity: time to focus on the environment". Obesity Research 2000; 8 (5), 407-9.

19. Wijga AH, Scholtens S, Bemelmans WJ, de Jongste JC, Kerkhof M, Schipper M, et al. Comorbilidades da obesidade em crianças em idade escolar: um estudo transversal na coorte de nascimento PIAMA. BMC Public Health 2010 Apr 9; 10:184.

20. Li C, Ford ES, Zhao G, Croft JB, Balluz LS, Mokdad AH. Prevalence of selfreported clinically diagnosed sleep apnea according to obesity status in men and women: National Health and Nutrition Examination Survey, 2005-2006. Prev Med 2010 Jul; 51(1):18-23.

21. Jiao L, Berrington de Gonzalez A, Hartge P, Pfeiffer RM, Park Y, Freedman DM, et al. Body mass index, effect modifiers, and risk of pancreatic cancer: a pooled study of seven prospective cohorts. Cancer Causes Control 2010 Aug; 21(8):1305-14.

22. Oreopoulos A, Padwal R, McAlister FA, Ezekowitz J, Sharma AM, Kalantar-Zadeh K, et al. Associação entre obesidade e qualidade de vida relacionada com a saúde em pacientes com doença arterial coronária. Int J Obes (Lond) 2010 Sep; 34(9):1434-41.

23. Galtier-Dereure F, Boegner C, Bringer J. Obesity and pregnancy: complications and cost. Am J Clin Nutr 2000 May; 71(5 Suppl):1242S-8S.

24. Caterson I. "Medical management of obesity and its complications".Annals Academy of Medicine 2009 January; 38(1), 22-28.

25. Berrington D, Gonzalex A, Hartge P e Cerhan JR. "Índice de massa corporal e mortalidade entre 1,46 milhões de adultos brancos". NEJM 2010; 363:2211- 9.

26. Ashwell M, Gunn P e Gibson S. "Waist-to-height ratio is a better screening tool than waist circumference and BMI for adult cardiometabolic risk factors: systematic review and meta-analysis" [A relação cintura/altura é uma melhor ferramenta de rastreio do que o perímetro da cintura e o IMC para factores de risco cardiometabólico em adultos: revisão sistemática e meta-análise]. Obesity Reviews 2012; 13: 275-86.

27. MakrisA e Foster G. "Dietary approaches to the treatment of obesity" (Abordagens dietéticas para o tratamento da obesidade). PsychiatrClin North Am 201; 34(4): 813-27.

28. BultM, Dalen T e Muller A. "Surgical treatment of obesity" (Tratamento cirúrgico da obesidade). Jornal Europeu de Endocrinologia 2008; 158: 135-45.

29. Tan CE, Ma S, Wai D, Chew SK, Tai ES. Can we apply the National Cholesterol Education Program Adult Treatment Panel definition of the metabolic syndrome to Asians? Diabetes Care 2004 May; 27(5):1182-6.

30. American Association of Clinical Endocrinologists Statement on the Use of A1C for the Diagnosis of Diabetes (Declaração da Associação Americana de Endocrinologistas Clínicos sobre a utilização da A1C para o diagnóstico da diabetes). Disponível em

em http://emedicine.medscape.com/article/117853-workup. Acedido em: agosto de 2012.

31. [Diretrizes] Diagnóstico e classificação da diabetes mellitus. Diabetes Care. 2010 Jan. 33 Suppl 1:S62-9.

32. Wadden TA, Webb VL, Moran CH, Bailer BA. Modificação do estilo de vida para a obesidade: novos desenvolvimentos na dieta, atividade física e terapia comportamental. Circulation. 2012 Mar 6; 125(9):1157-70.

33. [Jensen MD, Ryan DH, Apovian CM, et al. 2013 AHA/ACC/TOS guideline for the management of overweight and obesity in adults: a report of the American College of Cardiology/American Heart Association Task Force on Practice Guidelines and The Obesity Society. J Am Coll Cardiol. 2013.

34. Apovian CM, Aronne LJ, Bessesen DH, et al. Gestão farmacológica da obesidade: uma diretriz de prática clínica da sociedade endócrina. J Clin Endocrinol Metab 2015 Feb; 100(2):342-62.

35. Tucker ME. Novas diretrizes dos EUA sobre a obesidade. Tratar o peso primeiro. Medscape Medical News. Disponível em http://www.medscape.com/viewarticle/838285.

36. Jolly K, Lewis A, Beach J, et al. Comparação da gama de programas de redução de peso conduzidos por empresas comerciais ou pelos cuidados primários com uma intervenção mínima de controlo para a perda de peso na obesidade: Lighten Up randomised controlled trial. BMJ 2011 Nov 3;343:d6500.

37. Nainggolan L. New obesity guidelines: authoritative 'roadmap' to treatment. Medscape Medical News. 12 de novembro de 2013.

38. Stolley MR, Fitzgibbon ML, Schiffer L, Sharp LK, Singh V, Van Horn L, et al. Ensaio de intervenção negra para redução da obesidade (ORBIT): resultados de seis meses. Obesity (Silver Spring) 2009 Jan; 17(1):100-6.

39. Blüher M, Rudich A, Kloting N, et al. Dois padrões de adipocinas e outras dinâmicas de biomarcadores numa intervenção de perda de peso a longo prazo. Diabetes Care 2012 Feb; 35(2):342-9.

40. Sumithran P, Prendergast LA, Delbridge E, et al. Persistência a longo prazo das

adaptações hormonais à perda de peso. N Engl J Med 2011 Oct 27; 365(17):1597- 604.
41. Adultos mais velhos e idosos. In: Human Energy Requirements: Report of a Joint FAO/WHO/UNU Expert Consultation. Roma, 17-24 de outubro de 2001. Organização das Nações Unidas para a Alimentação e a Agricultura. Disponível em http ://www. fao.org/docrep/007/y5686e/y5686e09.htm#bm9.
42. Wilms B, Ernst B, Thurnheer M, Weisser B, Schultes B. Factores de correção para o cálculo de equivalentes metabólicos (MET) em indivíduos com excesso de peso ou extremamente obesos. Int J Obes (Lond). 2014 Feb 7.
43. JakicicJM e Otto AD. "Physical activity considerations for the treatment and prevention of obesity" (Considerações sobre a atividade física no tratamento e prevenção da obesidade). Am J ClinNutr 2005;82:226S-9S.
44. Villareal DT, Chode S, Parimi N, Sinacore DR, Hilton T, Armamento-Villareal R, et al. Weight loss, exercise, or both and physical function in obese older adults. N Engl J Med 2011 Mar 31; 364(13):1218-29.
45. Goodpaster BH, Delany JP, Otto AD, Kuller L, Vockley J, South-Paul JE, et al. Efeitos de intervenções de dieta e atividade física na perda de peso e nos factores de risco cardiometabólico em adultos com obesidade grave: um ensaio aleatório. JAMA 2010 Oct 27; 304(16):1795-802.
46. Hankinson AL, Daviglus ML, Bouchard C, Carnethon M, Lewis CE, Schreiner PJ, et al. Manutenção de um elevado nível de atividade física ao longo de 20 anos e aumento de peso. JAMA 2010 Dec 15; 304(23):2603-10.
47. Rejeski WJ, Brubaker PH, Goff DC Jr, Bearon LB, McClelland JW, Perri MG, et al. Traduzir programas de perda de peso e de atividade física na comunidade para preservar a mobilidade em adultos mais velhos, obesos e com má saúde cardiovascular. Arch Intern Med 2011 May 23; 171(10):880-6.
48. Mozaffarian D, Hao T, Rimm EB, Willett WC, Hu FB. Alterações na dieta e no estilo de vida e aumento de peso a longo prazo em mulheres e homens. N Engl J Med 2011 Jun 23; 364(25):2392-404.
49. Patel SR e Hu FB. "Duração curta do sono e aumento de peso: uma revisão sistemática". Obesity 2008; 16(3):643-53.

50. MakrisA e Foster G. "Dietary approaches to the treatment of obesity" (Abordagens dietéticas para o tratamento da obesidade). PsychiatrClin North Am 2011; 34(4): 813-27.

51. BultM, Dalen T e Muller A. "Surgical treatment of obesity" (Tratamento cirúrgico da obesidade). Jornal Europeu de Endocrinologia 2008; 158: 135-45.

52. Jakicic JM, Marcus BH, Lang W, Janney C. Effect of exercise on 24-month weight loss maintenance in overweight women (Efeito do exercício na manutenção da perda de peso em 24 meses em mulheres com excesso de peso). Arch Intern Med 2008 Jul 28; 168(14):1550-9; discussão 1559-60.

53. Ballor DL, Poehlman ET. O exercício físico aumenta a preservação da massa isenta de gordura durante a perda de peso induzida pela dieta: uma conclusão meta-analítica. Int J Obes Relat Metab Disord 1994 Jan. 18(1):35-40.

54. Nedeltcheva AV, Kilkus JM, Imperial J, Schoeller DA, Penev PD. Insufficient sleep undermines dietary efforts to reduce adiposity. Ann Intern Med 2010 Oct 5; 153(7):435-41.

55. A FDA alarga o aviso aos consumidores sobre os comprimidos para perda de peso contaminados. Administração de Alimentos e Medicamentos dos EUA. 8 de janeiro, 2009. Disponível em

em http://www.fda.gov/newsevents/newsroom/pressannouncements/2008/ucm116998.htm. Acedido: janeiro de 2013.

56. Bray G e Ryan D. "Terapia médica para o paciente com obesidade". Circulation 2012; 1695-703.

57. Tucker ME. New Bariatric Surgery Guidelines Reflect Rapidly Evolving Field. Medscape Notícias Médicas. Mar 28 2013. Disponível em http://www.medscape.com/viewarticle/781619. Acedido: 3 abr. 2013.

58. Mechanick JI, Youdim A, Jones DB, Garvey WT, Hurley DL, McMahon MM, et al. Diretrizes de Prática Clínica para o Apoio Nutricional, Metabólico e Não Cirúrgico Pré-operatório do Paciente de Cirurgia Bariátrica - Atualização de 2013: Co-patrocinado pela Associação Americana de Endocrinologistas Clínicos, Sociedade de Obesidade e Sociedade Americana de Cirurgia Metabólica e Bariátrica. Endocr Pract

2013 Mar 25; e1-e36.

59. Plecka Östlund M, Marsk R, Rasmussen F, Lagergren J, Naslund E. Morbidity and mortality before and after bariatric surgery for morbid obesity compared with the general population. Br J Surg 2011 Jun; 98(6):811-6.

60. Bray GA. Medicamentos para redução de peso. Med Clin North Am 2011 Sep; 95(5):989-1008.

61. Administração de Alimentos e Medicamentos dos EUA. A FDA aprova o Belviq para tratar alguns adultos com excesso de peso ou obesidade. 27 de junho, 2012. Disponível em em http://www.fda.gov/NewsEvents/Newsroom/PressAnnouncements/ucm309993.htm. Acedido: 12 de julho de 2012.

62. Smith SR, Weissman NJ, Anderson CM, Sanchez M, Chuang E, Stubbe S, et al. Ensaio multicêntrico, controlado por placebo, de lorcaserin para controlo de peso. N Engl J Med 2010 Jul 15; 363(3):245-56.

63. Serretti A, Mandelli L. Antidepressants and body weight: a comprehensive review and meta-analysis. J Clin Psychiatry 2010 Oct; 71(10):1259-72.

64. Fidler MC, Sanchez M, Raether B, Weissman NJ, Smith SR, Shanahan WR, et al. Um ensaio aleatório de um ano de lorcaserina para perda de peso em adultos obesos e com excesso de peso: o ensaio BLOSSOM. J Clin Endocrinol Metab 2011 Oct; 96(10):3067-77.

65. Heck A, Yanovski J e Calis K. "Orlistat; a new lipase inhibitor for the management of obesity". Pharmacotherapy 2000; 20 (3):270-9.

66. Lustig RH, Hinds PS, Ringwald-Smith K, Christensen RK, Kaste SC, Schreiber RE, et al. Octreotide therapy of pediatric hypothalamic obesity: a double-blind, placebo-controlled trial. J Clin Endocrinol Metab 2003 Jun; 88(6):2586-92.

67. Halford J, Harrold J, Boyland E, Lawton C e Blundell J. "Serotonergic drugs: effects on appetite expression and use for the treatment of obesity". Drugs 2007; 67(1):27-55.

68. Bray G e Ryan D. "Terapia médica para o paciente com obesidade". Circulation 2012; 1695-703.

69. Albarracin C, Fuqua B, Evans J e Goldfine I. "Chromium picolinate and biotin combination improves glucose metabolism in treated, uncontrolled overweight to obese patients with type 2 diabetes". Diabetes Metab Res Rev 2008; 24(1):41-51.

70. Goldfield GS, Lorello C, Doucet E. Methylphenidate reduces energy intake and dietary fat intake in adults: a mechanism of reduced reinforcing value of food. Am J Clin Nutr 2007 Aug; 86(2):308-15.

71. Knowler WC, Barrett-Connor E, Fowler SE, Hamman RF, Lachin JM, Walker EA e Nathan DM. "Diabetes prevention program research group. reduction in the incidence of type 2 diabetes with lifestyle intervention or metformin". N Engl J Med 2002; 346(6):393-403.

72. Gadde KM, Franciscy DM, Wagner HR 2nd, Krishnan KR. Zonisamide for weight loss in obese adults: a randomized controlled trial. JAMA 2003 Apr 9; 289(14):1820-5.

73. Desilets AR, Dhakal-Karki S, Dunican KC. Role of metformin for weight management in patients without type 2 diabetes. Ann Pharmacother 2008 Jun; 42(6):817-26.

74. Vilsb0ll T, Christensen M, Junker AE, Knop FK, Gluud LL. Efeitos dos agonistas dos receptores do peptídeo-1 semelhante ao glucagon na perda de peso: revisão sistemática e meta-análises de ensaios clínicos aleatórios. BMJ 2012 Jan 10; 344:d7771.

75. Gadde KM, Xiong GL. Bupropiona para redução de peso. Expert Rev Neurother 2007 Jan; 7(1):17-24.

76. Gao M e Liu D. "Terapia genética para a obesidade: progressos e perspectivas". Discov Med 2014; 17(96):319-28.

77. Chandrasekaran CV, Vijayalakshmi MA, Prakash K, Bansal VS, Meenakshi J e Amit A. "Artigo de revisão: abordagem à base de plantas para a gestão da obesidade".American Journal of Plant Sciences 2012; 3: 1003-14.

78. Lewis W e Elvin-Lewis M. "Medical botany, plants affecting man's health". John Wiley & Sons Inc., Nova Iorque, (1977).

79. Kaufman P, Cseke L, Warber S, Duke J e Brielmann H. "Natural products from

plants". CRC Press, Boston, (1999).

80. Foster S. "Medicinal herbs". Interweave Press, Loveland USA, (1998).

81. Perry L. "Medicinal plants of east and southeast Asia". The MIT Press, Cambridge, (1980).

82. Share L, Mutnick A, Souney P, Swanson L e Block L. "Comprehensive pharmacy review". 3rd. ed., Williams &Wikins, Philadelfia, (1997).

83. Moon R. "High fiber, high flavor: delicious recipes for good health". Firefly Books, Toronto, (2000).

84. Katzen M e Berkely C. "The New Moosewood Cookbook". Ten Speed Press, Nova Iorque, (2000).

85. Martindale. "A farmacopeia extra. A sociedade farmacêutica real da Grã-Bretanha". (1997).

86. Fetrow C e Avila J. "The complete guide to herbal medicines", Springhouse PA, EUA, 2000.

87. Moro C e Basile G. "Obesidade e plantas medicinais". Fitoterapia 2000; 71: S73-82.

88. Dekleijn M, Vander Y, Wilson P, Grobbee D e Jacques P. "Dietary intake of phytoestrogens is associated with a favorable metabolic cardiovascular risk profile in postmenopausal U.S.women: the Framingham study". J Nutr 2002; 132: 276-82.

89. Han L, Kimura Y e Okuda H. "Reduction in fat storage during chitin-chitosan treatment in mice fed a high-fat diet" (Redução da acumulação de gordura durante o tratamento com quitina-quitosano em ratos alimentados com uma dieta rica em gordura). Int J Obes 1999; 23: 174-9.

90. Pittler M, Abbot N, Harkness E e Ernst E. "Randomized, double-blind trial of chitosan for body weight reduction". Eur J ClinNutr 1999; 53: 37981.

91. Horton T e Geissler C. "Post-prandial thermogenesis with ephedrine, caffeine and aspirin in lean, pre-disposed obese and obese women". Int J Obes Relat Metab Disord 1996; 20: 91-7.

92. Astrup A, Breum L e Toubro S. "Pharmacological and clinical studies of ephedrine and other thermogenic agonists". Obesity Res 1995; 3: 537-40.

93. Han L, Takahu T, Kimura Y e Okuda H. "Anti-obesity action of oolong tea". Int J Obes 1999; 23: 98-105.

94. Blanck H, Khan L e Serdula M. "Use of nonprescription weight loss products: results from a multistate survey". JAMA 2001; 286: 930-5.

95. Kawada T, Hagiwara K e Iwai K. "Effects of capsaicin on lipid metabolism in rats fed a high fat diet" (Efeitos da capsaicina no metabolismo lipídico em ratos alimentados com uma dieta rica em gordura). J Nutr 1986; 116: 1272-8.

96. Watanabe T, Kawada T, Kato T, Harada T e Iwai K. "Effects of capsaicin analogs on adrenal catecholamine secretion in rats". Life Science 1994; 54: 36974.

97. Kobayashi Y, Nakano Y, Kizaki M, Hoshikuma K, Yokoo Y e Kamiya T. "Capsaicin-like anti-obese activities of evodiamine from fruits of Evodiarutaecarpa, a vanilloid recetor agonist". Planta Med 2001; 67: 628-33.

98. Rothschild M, Peterson HR e Pfeifer MA. "Depressão em homens obesos". Int J Obes 1989; 13: 479-85.

99. Audrain J, Kelsges R e Kelsges L. "Relationship between obesity and the metabolic effects of smoking in women" Health Psychol 1995; 14: 116-23.

100. Schechter M e Cook P. "Nicotine-induced weight loss in rats without an effect on appetite". Eur J Pharmacol 1976; 38: 63-9.

101. Desmet P, Keller K, Hansel R e Chandler R. "Adverse effects of herbal drugs 2", Springer-Verlag, Berlim, (1993).

102. Pusztai A, Grant G, Buchan W, Bardocz deCarvalho A e Ewen S. "Lipid accumulation in obese Zucker rats is reduced by inclusion of raw kidney bean (Phaseolus vulgaris) in the diet". Br J Nutr 1998; 79: 213-21.

103. Tsi D, Das N e Tan B. "Efeitos do extrato aquoso de aipo (Apium graveolens) nos parâmetros lipídicos de ratos alimentados com uma dieta rica em gordura". Planta Med 1995; 61: 18-21.

104. Hasegawa N. "Garcinia extract inhibits lipid droplet accumulation without affecting adipose conversion in 3T3-L1 cells". Phytother Res 2001; 15: 172-3.

105. Larry W e Greenly DC. "Um guia do médico para os edulcorantes". Journal of Chiropractic Medicine 2003; 2: 80-6.

106. Kim P, Yoon S, Roh H e Choi J. "High production of D-tagatose, a potential sugar substitute, using immobilized L-arabinose isomerase". Biotechnol Prog 2001; 17: 208-10.

107. Chopra A, Kaur N e Lalit A. "Herbal drugs-a promising approach to obesity management" (Medicamentos à base de plantas - uma abordagem promissora para o controlo da obesidade). Jornal de Investigação em Ciências Farmacêuticas 2014; 2: 1-5.

108. Hasani-Ranjbar S, Jouyandeh Z e Abdollahi M. "A systemeic review of antiobesity medicinal plants-an update". Jornal de Diabetes e Distúrbios Metabólicos 2013; 12 (28): 1-10.

109. Goswami P, Khale A e Shah S. "Medicinal herbs and obesity: a review" [Ervas medicinais e obesidade: uma revisão]. International Journal of Pharmaceutical Sciences Review and Research 2011; 11: 69-74.

110. Nagarani B, Debnath S, Babre N e Kumar S. "Uma revisão: ervas usadas como agentes antiobesidade". Jornal Indo-Americano de Investigação Farmacêutica 2011;1: 262-9.

111. Bahmani M, Eftekhari Z, Saki K, Fazeli-Moghadam E, Jelodari M e Rafieian-Kopaei M. "Obesity phytotherapy: review of native herbs used in traditional medicine for obesity". Journal of Evidence-Based Complementary & Alternative Medicine 2015;1-7.

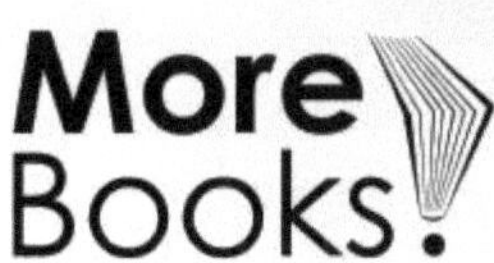

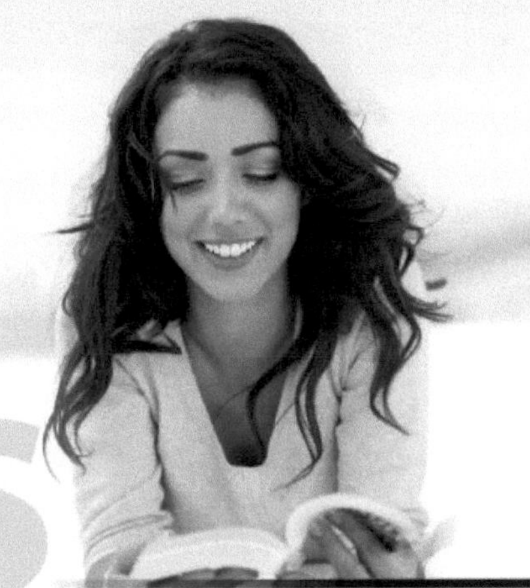

yes

I want morebooks!

Buy your books fast and straightforward online - at one of world's fastest growing online book stores! Environmentally sound due to Print-on-Demand technologies.

Buy your books online at
www.morebooks.shop

Compre os seus livros mais rápido e diretamente na internet, em uma das livrarias on-line com o maior crescimento no mundo! Produção que protege o meio ambiente através das tecnologias de impressão sob demanda.

Compre os seus livros on-line em
www.morebooks.shop

info@omniscriptum.com
www.omniscriptum.com

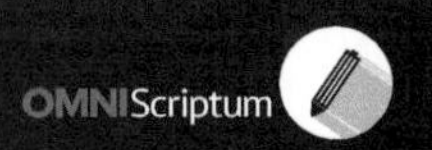

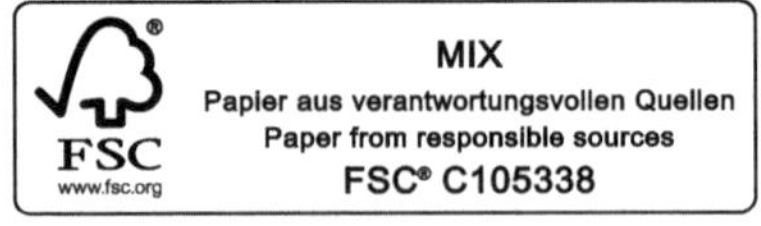

Printed by Books on Demand GmbH, Norderstedt / Germany